强直性脊柱炎百问

徐卫东 蔡 青 主 编

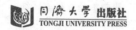

同济大学 出版社
TONGJI UNIVERSITY PRESS

内 容 简 介

　　强直性脊柱炎是一种常见的慢性风湿性疾病,患者常常延误诊断和治疗。疾病发展到晚期可使患者致畸、致残。本书以问答形式,对该疾病常见的症状、内/外科治疗、康复方法及该疾病的最新研究进展作一简述,对从事该疾病的临床医师及患者和家属都非常有益。

图书在版编目(CIP)数据

　　强直性脊柱炎百问/ 徐卫东,蔡青主编. —— 上海:同济大学出版社,2019.10
　　ISBN 978-7-5608-8531-5

　　Ⅰ.①强… Ⅱ.①徐… ② 蔡… Ⅲ.①脊椎炎—防治—问题解答 Ⅳ.①R593.23-44

　　中国版本图书馆 CIP 数据核字(2019)第 078475 号

强直性脊柱炎百问

徐卫东　蔡　青　主编
责任编辑 赵 黎　**助理编辑** 朱涧超　**责任校对** 徐逢乔　**封面设计** 陈益平

出版发行	同济大学出版社　www.tongjipress.com.cn
	(地址:上海市四平路 1239 号　邮编:200092　电话:021-65985622)
经　　销	全国各地新华书店
排　　版	南京月叶图文制作有限公司
印　　刷	大丰科星印刷有限责任公司
开　　本	787 mm×1092 mm　1/32
印　　张	4.25
字　　数	95 000
版　　次	2019 年 10 月第 1 版　　2019 年 10 月第 1 次印刷
书　　号	ISBN 978-7-5608-8531-5
定　　价	18.00 元

序　言

　　强直性脊柱炎是一种慢性风湿性疾病。早期疾病的炎症以累及脊柱、骶髂关节和髋关节等部位为主,同时出现部分关节外的病变,然而,真正严重影响患者生活质量的是该疾病后期累及脊柱关节与骶髂关节的骨化,严重时可致畸、致残。患者晚期 X 线片显示脊柱常呈"竹节样改变"、髋关节骨性强直融合,不仅影响患者的生活质量,也给患者的家庭及社会带来了沉重的负担。

　　目前,强直性脊柱炎的发病机制尚不清楚,炎症和骨化是该病最具特征性的表现。在对强直性脊柱炎发病机制研究中,发现了与炎症和骨化相关的致病因子,由此推动了临床诊断和治疗的进步,但仍存在巨大的挑战。生物制剂在强直性脊柱炎的治疗中具有革命性的意义,特别是对于控制炎症、改善患者的症状而言。但是,对于生物制剂的使用时机、疗程、临床疗效和并发症情况仍然存在盲区。外科手术可恢复关节功能、改善脊柱畸形,已成为晚期脊柱、关节强直患者的主要治疗手段。但是,由于强直性脊柱炎患者畸形个体差异显著,病程时间长,造成手术难度大,术式不统一,临床效果存在差异。

　　海军军医大学徐卫东主任组织多位活跃在骨科和风湿科临床与科研一线的专家教授编撰本书,为进一步提高中国对该疾病诊疗的规范化建设做了有益的尝试。本书共七章,分别介绍了强直性脊柱炎的历史发展、临床表现及诊断、病情评估与危害、治疗手段及康复。针对医患双方都十分关注的问题,以科普的形式,进行了深入浅出的回答。既包括了传统的内科治疗,又涵盖了新型生物制剂治疗的进展,同时引入了外科手术治疗的相关内容。针对强直性脊柱炎综合治疗和患者的康复,本书涵盖了关键性的知识点,以作者的实践和临床经验为基础,注重结合最新进展,内容翔实,自成体系,言简意赅。

感谢本书作者为提高中国关节疾病诊疗水平所付出的辛勤劳动。同时希望从事强直性脊柱炎科研、临床及康复工作的同志继续努力,进一步开创中国强直性脊柱炎诊疗的新局面。

2019 年 6 月

前　言

　　强直性脊柱炎是一种以慢性炎症和异常骨化为特征的自身免疫性疾病。中国强直性脊柱炎患病率为 0.3%～0.4%，该病患者数量接近 400 万。强直性脊柱炎好发于 20～40 岁的青年人，临床诊断主要依据 1984 年美国纽约修订标准，并需综合患者的临床症状、体征、关节外表现以及影像学改变。然而，强直性脊柱炎患者从首次出现症状到明确诊断，仍有平均 7 年时间的延迟，因此，在明确诊断前，多数患者已经出现了脊柱和关节畸形及骨性强直，且严重影响生活质量。

　　近年来，随着强直性脊柱炎基础和临床研究的进展，对强直性脊柱炎的早期诊断和治疗逐渐受到重视。并且，生物制剂和内外科综合治疗已被越来越多的患者所接受，取得了满意的治疗效果。但在实际临床工作中，许多强直性脊柱炎患者及其家属对该病的认识不足，针对强直性脊柱炎的科普读物又极少，来自网络上相关知识的介绍水平参差不齐，甚至不乏片面、武断乃至错误的表述，给患者及其家属带来误解或误导，不利于疾病的治疗和康复。与此同时，许多低年资外科医师、风湿科医师、护理及康复专业人员对强直性脊柱炎的诊断思路、评估方法、治疗手段、康复锻炼等知识仍需要加强，迫切需要表述新颖、简明扼要、重点突出的配合医院诊治的参考书。

我们在国内外许多学者研究的基础上，结合编者诊治经验，组织编写了本书。从临床实践的角度提出了百余位患者关注及有助于低年资医师处理好该类疾病的问题。对强直性脊柱炎的历史发展、临床表现、诊断、治疗、康复以及其注意事项和常见问题做了深入浅出的讲解。本书不仅适合致力于强直性脊柱炎研究的广大临床医师、研究生学习和参考，还可以供强直性脊柱炎患者和广大公众阅读。

由于本书涉及内容广泛，加之现代科技的发展日新月异，不足之处，欢迎读者批评指正。

编者

2019 年 5 月

Contents 目录

第二章 强直性脊柱炎与脊柱关节炎 / 18

第一章 | 了解强直性脊柱炎及其历史

① 强直性脊柱炎是什么

　　强直性脊柱炎(ankylosing spondylitis)是以骶髂关节和脊柱附着点炎症为主要症状的慢性进行炎症性疾病。本病的特点是四肢大关节、椎间盘纤维环及其附近结缔组织纤维化和骨化,椎体之间发生融合最终导致关节强直。强直性脊柱炎的主要病变部位以脊柱为主,常累及骶髂关节,可伴有不同程度眼、肺、肌肉、骨骼等关节外病变。各国患病率都不一样,据统计中国患病率为0.3%～0.4%,男女比例为(2～3):1,女性较男性发病缓慢且症状较轻。发病年龄通常为13～31岁,高峰在20～30岁。

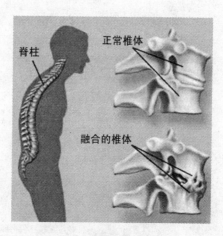

脊柱

正常椎体

融合的椎体

正常的椎体发生融合

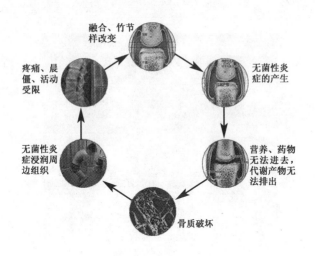

融合、竹节样改变

疼痛、晨僵、活动受限

无菌性炎症的产生

无菌性炎症浸润周边组织

营养、药物无法进去，代谢产物无法排出

骨质破坏

脊柱病变的恶性循环

② 强直性脊柱炎的流行病学研究

　　流行病学调查发现，遗传和环境因素在强直性脊柱炎发病过程中起到重要作用。已有研究表明，强直性脊柱炎的发病与人白细胞抗原 B_{27}（human leucocyte antigen-B_{27}，HLA-B_{27}）密切相关，并有明显家族聚集倾向。不同地区不同种族健康人群的 HLA-B_{27} 的阳性率有一定差别，如欧洲的白种人为 4%～13%，而中国人为 2%～7%。不同区域和人种 HLA-B_{27} 携带率不同，与当地强直性脊柱炎的患病率有一定联系。

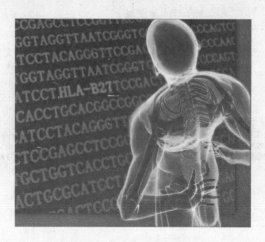

强直性脊柱炎与 HLA-B₂₇密切相关

强直性脊柱炎在世界各地分布也很广泛,不同种族不同地区的人群患病率差异明显。在欧洲,俄罗斯的强直性脊柱炎患病率为1.1%~1.6%,挪威为0.26%~1.4%,意大利为0.37%,芬兰、法国、西班牙等国家的患病率基本为0.15%左右。美国的强直性脊柱炎患病率为0.13%~0.22%。非洲黑人却没有什么强直性脊柱炎发病报道。在亚洲,中国的强直性脊柱炎患病率为0.3%~0.4%;日本的患病率为0.05%~0.2%;马来西亚、新加坡等地的患病率也相对较低。

3　强直性脊柱炎的历史认知

　　强直性脊柱炎是一种古老的疾病。美国医学家曾从一具古埃及人骨骼标本中发现"从第 4 颈椎至尾椎的所有椎体全部融合，连接成一块骨骼"，判断该标本生前曾患有强直性脊柱炎。这是最早可以考证的强直性脊柱炎患者。

　　西方"医学之父"——希波克拉底曾将一种疾病描述为"患病者有骶骨、脊椎、颈椎部疼痛，且出现脊柱不能自由活动迹象"，这些症状与现在的强直性脊柱炎临床表现非常相似。

　　中国经典医学著作——黄帝内经《素问·痹论篇》中已有"痹论"专述，提出了"肾痹者，善胀，尻以代踵，脊以代头"，这也是首次将强直性脊柱炎描述为"肾痹"，主要侵犯"脊"。

　　明朝医学家王肯堂在其《证治准绳》中，首次详细描述了类风湿性关节炎的症状："凡人之腰痛，皆脊梁处作痛，此实督脉主之……肾虚者，其督脉必虚，是以腰疼。"

4　强直性脊柱炎的现代认知

　　1691 年，爱尔兰内科医师 Bernard Conner 在他的博士论文中总结了强直性脊柱炎的临床特征，他描述了胸椎以下，包括骶髂关节和肋骨的融合，这也是强直性脊柱炎的最初临床记载。

1877 年,英国内科医师 Charles Fagge 描述了强直性脊柱炎的临床表现和解剖发现之间的联系。

1893 年,俄国人 Btchterev 第一次对强直性脊柱炎做了比较详细的描述:"主要以臀部以上大关节疼痛、损伤为主,患者表现为浑身疼痛、关节僵硬"。

1897 年和 1898 年,神经科专家 Strumpell 和 Marie,对强直性脊柱炎研究比较深入,业界以二人的姓名分别命名该疾病:别捷列夫病、马—施病。以此纪念他们对这个疾病的贡献。

20 世纪 30 年代,西方医学界开始使用放射学技术检查和诊断强直性脊柱炎,X 线显示几乎所有患者都存在骶髂关节炎。从此,X 线骶髂关节炎成为诊断强直性脊柱炎的必要条件之一。

20 世纪 60 年代,随着研究人员对类风湿因子的进一步研究,关节炎性病变患者有"血清阳性和阴性"之分。之后,随着 HLA-B27 的发现和与强直性脊柱炎的相关性逐步被认识,发现强直性脊柱炎没有自身抗体,而与 HLA-B27 密切相关,其与类风湿关节炎,在发病机制和病因上不相同,奠定了强直性脊柱炎和类风湿关节炎不是同一种病的认知基础。

1963 年,国际抗风湿联盟正式将这类"类风湿因子阴性的类风湿关节炎疾病"命名为强直性脊柱炎,这也是世界范围内第一次将该病作为一个单独病种来命名,这也开启了强直性脊柱炎研究与诊疗的全新之旅。

5　　患有强直性脊柱炎的名人

古今中外也有不少名人患有强直性脊柱炎。

意大利航海家克里斯托弗·哥伦布就患有强直性脊柱炎,尽管受到疾病折磨,但还是凭借惊人的毅力,忍痛驰骋海上,最终发现新大陆。

著名小说《钢铁是怎样炼成的》的作者奥斯特洛夫斯基,生前饱受强直性脊柱炎的摧残。他在 22 岁时被查出患有强直性脊柱炎,而后为此先后接受了 9 次手术,在 25 岁时,由于强直性脊柱炎导致双目失明,全身瘫痪。他决定通过文学来展现自己所处时代的面貌和个人的生活体验,随后,凭借其坚强的意志,给人们留下了《钢铁是怎样炼成的》这一名著。

还有几位我们所熟知的明星也患有强直性脊柱炎,如周杰伦、张嘉译、蔡少芬等,然而他们在荧幕上并未表现出过多强直性脊柱炎带来的痛苦,甚至如同正常人一样参演电视剧、电影,举办演唱会,参加综艺活动等。

6　　强直性脊柱炎的主要成因是什么

强直性脊柱炎的发生,可能与下列因素有关:

(1) 遗传因素:最初认为强直性脊柱炎是一组多基因遗传病,

后来也有研究认为强直性脊柱炎为寡基因病。研究显示强直性脊柱炎与主要组织相容性复合体（major histocompatibility complex，MHC）Ⅰ类基因 HLA-B$_{27}$高度相关，其亚型 HLA-B$_{2702}$、HLA-B$_{2704}$、HLA-B$_{2705}$与强直性脊柱炎呈强相关。在 HLA 区域内和 HLA 区域外还存在强直性脊柱炎的其他易感基因，如内质网氨基肽酶 1（endoplasmic reticulum aminopeptidase 1，ERAP1）、白细胞介素-23 受体（interleukin、IL-23R）、IL-1R 和 ANTXR$_2$ 都有可能是强直性脊柱炎的易感基因。

（2）感染因素：目前认为强直性脊柱炎可能与沙眼衣原体、志贺菌、沙门菌和结肠耶尔森菌等胃肠道、泌尿生殖道病原菌感染有关，这些病原菌可能会激发机体的免疫应答，从而造成组织损伤引起疾病。

（3）其他致病因素：生活中导致强直性脊柱炎的发生取决于综合性的因素，比如：年龄、体质、营养不良、气候、水土、潮湿和寒冷，而与疾病相关的包括外伤、甲状旁腺疾病、上呼吸道感染、局部化脓感染等，可能与本病有一定关系，但是目前缺乏系统性的理论依据。

目前，还没有一个系统的理论能够阐明强直性脊柱炎的全部病因。专家普遍认为，强直性脊柱炎可能是在遗传基础上合并感染、自身免疫和环境因素等多方面的影响而发病。

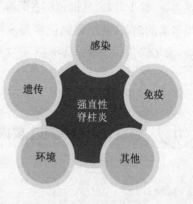

强直性脊柱炎主要成因

⑦ 强直性脊柱炎的主要发病机制是什么

目前,对于强直性脊柱炎发病机制有多种假说,其中比较有代表性的是以 HLA-B_{27} 为关键的遗传学说。体内抗原与 HLA-B_{27} 结合,形成复合体,然后被免疫细胞攻击,引发一连串的免疫反应,导致强直性脊柱炎的发生。大量的研究也确定了 IL-$_{23}$R,ERAP$_1$ 和 KIR 基因等非主要组织相容性复合体基因(MHC 基因)参与了强直性脊柱炎的发病。同时,有研究发现,人体软骨细胞的相应肽段会刺激特异性 CD_8^+ T 细胞,进而认为人体软骨表面的相应肽段会激活 CD_8^+ T 细胞表面 HLA 抗原,这可能在强直性脊柱炎的炎症进程中起到一定的作用。

⑧ 强直性脊柱炎的病理特点是什么

强直性脊柱炎的基本病理改变为肌腱附着点炎症及韧带附着端病变,并会反复发生继发性修复病变。

关节囊、肌腱、韧带的骨附着点炎症或称肌腱末端病变是强直性脊柱炎的主要病理特点。强直性脊柱炎的炎症过程会引起附着点的侵蚀、水肿,进而形成肉芽组织。肉芽组织既破坏骨松质,又向韧带、肌腱或关节囊内蔓延。在组织修复过程中,骨质生成过多,新生骨组织不但填补骨松质缺损处,还向附近的韧带、肌腱或关节囊内延伸,形成韧带骨赘(syndesmophyte)。骨赘形成并纵向延伸,在两个相邻的椎体间连接形成骨桥。椎间盘纤维环与骨连接处的骨化使椎体形状发生变化,脊柱外观如竹节状,称竹节脊柱(bamboo vertebrae)。附着点炎症情况常作为判断病情活动性的重要临床指标。

晚期患者,还可见椎体有局灶性破坏区(称 Anderson 缺损)。椎间盘相连处椎体中心部的缺损区,在镜下为部分椎间盘软骨突入骨质内(软骨疝或称 schmorl 软骨结节),考虑为患者骨质疏松、软骨下骨质的炎症浸润。患者应力方向的改变,可反复损伤椎间盘与椎体相接面,从而促使部分椎间盘组织突入椎体内。

 9 **强直性脊柱炎的主要症状是什么**

强直性脊柱炎好发于 16～25 岁青年人。隐匿起病的慢性下腰痛是本病最具特征性的早期症状,夜间痛醒伴僵硬、晨起及久坐后起立时尤为明显,服用非类固醇消炎药可缓解症状。起初疼痛为间歇性,后变为持续性,腰痛严重时会影响睡觉和夜间翻身。后背僵硬也是典型的早期症状,晨僵明显,热水淋浴后症状缓解,是病情活动的指标之一。另一类症状就是足跟疼痛,或在膝关节、踝关节周围韧带附着处有压痛,影响行走。故当患者发现下腰部疼痛、背部僵硬、四肢躯干活动受限等症状时,要警惕是否患有强直性脊柱炎的可能。

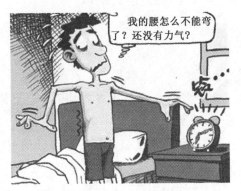

背部僵硬、四肢躯干活动受限

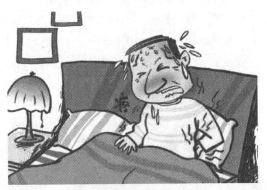

腰痛是最具特征性的症状

首先需要明确的是,强直性脊柱炎不是遗传病。强直性脊柱炎与肿瘤、高血压、糖尿病一样属于多基因遗传,也就是说,其遗传特征是具有家族聚集性。在遗传、环境、感染等多种因素综合作用下才会导致发病。研究表明强直性脊柱炎与 HLA-B$_{27}$ 的关系密切。流行病学研究表明:90%的强直性脊柱炎患者 HLA-B$_{27}$ 阳性,10%的患者 HLA-B$_{27}$ 阴性。在正常献血者中,HLA-B$_{27}$ 阳性检出率是 5%。故 HLA-B$_{27}$ 阳性不一定就患强直性脊柱炎,HLA-B$_{27}$ 阴性也可能患强直性脊柱炎,更不能认为 HLA-B$_{27}$ 阳性就是强直性脊柱炎。可以肯定地说,强直性脊柱炎家族人群中,只有个别人会发展成为强直性脊柱炎患者,而大部分人终身不发病。

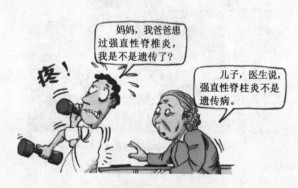

强直性脊柱炎不遗传

流行病学调查研究发现,HLA-B$_{27}$ 阳性的强直性脊柱炎患者,其一级亲属中 HLA-B$_{27}$ 阳性率是 58%,被诊断为强直性脊柱炎/脊柱关节炎者为 15%。在上海市杨浦区五角场地区进行的流行病学调查显示,正常人群强直性脊柱炎患病率是 0.34%,故强直性脊柱炎患者的直系亲属患强直性脊柱炎的概率是普通人的 50 倍,其直系亲属患病概率为10%~15%。

患有强直性脊柱炎后能否正常上班

强直性脊柱炎是一种可治疗的良性疾病,除药物治疗外,适当的运动和锻炼有助于疾病的缓解和恢复。参加工作是获得生活来源、社会保障、人际交流的基本需求。故需积极参加工作,主动融入社会。当然,前提是对疾病的正确诊断和评估。在病情允许和

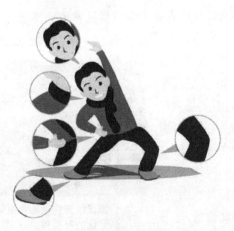

适当的运动和锻炼对身体有益

疾病稳定的前提下,患者应尽可能正常工作,应避免强力负重类工作。日常生活中,需多进行脊柱肢体锻炼,不要过度劳累,不要熬夜,切忌久坐或者久站,不能长时间保持一个姿势。同时要注意工作环境,避免在寒冷、潮湿的环境中生活工作。

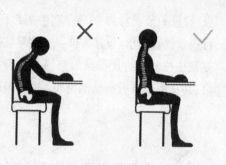

正与误的坐姿

12 强直性脊柱炎患者能否结婚

强直性脊柱炎患者完全可以像正常人一样恋爱、结婚、生育,享受正常人一样的婚姻、家庭生活。需注意的是,强直性脊柱炎是一种慢性疾病,病情可能迁延反复。治疗是一个长期的过程,需要得到伴侣的理解和关心,这对患者建立战胜疾病的信心非常重要。同时,强直性脊柱炎不是传染性疾病,伴侣不会因此得病,这方面不必担心。

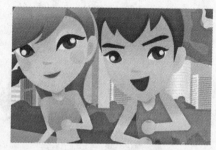

强直性脊柱炎患者更需要伴侣的理解和关心

13 强直性脊柱炎是否会影响生育

强直性脊柱炎虽是一种慢性进行性炎症性关节疾病,但患者的生殖器官和生殖功能未受到影响。故无论是男性还是女性患强直性脊柱炎,疾病本身对患者的生殖器官和生殖功能没有影响,可以与正常人一样生儿育女。女患者疾病终末期若存在骨盆狭窄畸形,髋关节僵直时,可能出现受孕困难。

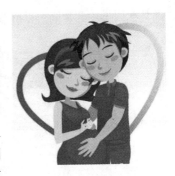

强直性脊柱炎不影响生育

14 强直性脊柱炎患者怀孕要注意什么

强直性脊柱炎的药物治疗可能会对怀孕期间的女性带来一定的风险,因此,女性在备孕期间应停止使用环磷酰胺、沙利度胺、霉酚酸酯、来氟米特等药物3～6个月。如果不易受孕,应停止使用非类固醇消炎药,怀孕中晚期不要用任何非类固醇消炎药。备孕和怀孕期间可以使用羟氯喹。2018年,美国风湿病年会发布的药物妊娠指南已将肿瘤坏死因子拮抗剂列入备孕仍可以使用的药物之一。到孕中期若强直性脊柱炎病情活动者,可予以最低有效剂量泼尼松治疗,这种不含氟的糖皮质激素不能透过胎盘,对胎儿没有不良影响。

男性强直性脊柱炎患者如要备孕,必须提前3个月停用环磷酰胺,提前1个月停用沙利度胺(反应停)。羟氯喹、硫唑嘌呤、肿瘤坏死因子等药物则可以继续使用。

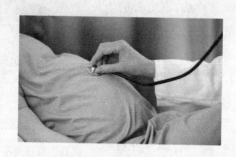

孕期定期监测

柳氮磺胺吡啶可能对精子有影响,若使用,则不易怀孕,建议去医院做精子试验。当妻子怀孕之后,再继续之前的药物治疗,没有太大影响。

通常认为,女性强直性脊柱炎患者腰痛症状在孕中期会加重,在孕晚期腰痛缓解,但在产后2~12周内病情可能复发。孕期应由产科及风湿免疫科医师对强直性脊柱炎患者进行定期监测及病情评估。注意观察及询问患者的临床症状,对孕早期病情活动者,应密切监测。

15 关注强直性脊柱炎患者孩子的生长发育

强直性脊柱炎并不是垂直遗传的疾病。临床研究发现,强直性脊柱炎患者的父母多数没有强直性脊柱炎,同样,强直性脊柱炎患者孩子患病的概率也不大。目前,医学发展还不能在胎儿未出生之前或是刚出生时预测将来是否患有此病。希望父母能给孩子提供一个安全、干净、整洁、温暖的生长环境。要注意避免寒冷、潮湿,减少孩子受到感染的机会。我们不建议在孩子小的时候就去检测 HLA-B$_{27}$,还是要让他健康快乐成长,出现症状时再去检查也一样。

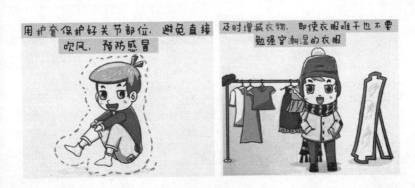

避免寒冷潮湿

第二章 | 强直性脊柱炎与脊柱关节炎

16 什么是脊柱关节炎

强直性脊柱炎是一种古老的疾病,它有自己的定义和诊断标准。多年来,国内外研究表明,出于种种原因,强直性脊柱炎诊断平均已滞后 6～8 年。在医学飞速发展的今天,这显然不能满足广大患者早诊断、早治疗的意愿。在 20 世纪 90 年代,欧洲风湿病界医师就提出脊柱关节病的概念,将有类似强直性脊柱炎临床表现,但还未满足强直性脊柱炎诊断标准的患者,归类在脊柱关节病的范畴,也曾被称为未分化脊柱关节病。2005 年,国际脊柱关节炎评估协会(ASAS)统一将其更名为脊柱关节炎。

17 脊柱关节炎由哪些疾病构成

脊柱关节炎是一组以强直性脊柱炎为原型,具有类似特点,相互关联的多系统炎性疾病。除强直性脊柱炎,还包含反应性关节炎、赖特综合征、银屑病关节炎、炎症性肠病关节炎以及幼年慢性关节炎等。以上诸病均有各自明确的分类标准。在未达到各自分类诊断时,都可归类为未分化脊柱关节炎。

18　脊柱关节炎在临床上有哪些特征

　　脊柱关节炎与 HLA-B$_{27}$密切相关；可影响中轴脊柱和骶髂关节，影像学显示不同程度骶髂关节炎；病理上多以肌腱、韧带、筋膜与骨连接的附着点炎症为特征，足跟痛、足掌痛亦是附着点炎症的表现；以下肢为主的炎症性非对称寡关节炎（关节数目少于 3 个）常为病程中的突出表现；本组疾病间的临床表现常常交叉重叠；有家族聚集倾向，银屑病关节炎患者可有强直性脊柱炎家族史；类风湿因子阴性，或者说类风湿因子阳性率与正常人群相似，一般不超过 5%。

19　脊柱关节炎突出的临床表现——炎症性腰背痛

　　腰背痛在人群中极为常见，根据引发的病因不同，可分为急性/慢性腰背痛、感染性/非感染性腰背痛、炎症性和机械性腰背痛等。脊柱关节炎和强直性脊柱炎引起的腰背痛就属于炎症性腰背痛。它具有一定的特征性，虽然敏感性和特异性还不是很清晰，但作为筛选条件，仍有值得尊重的价值。经数十年国际多重组织的讨论，2009 年，国际脊柱关节炎评估协会专家提出，对于持续腰背痛大于 3 个月，符合下列 5 个条件中 4 条，可界定为炎症性腰背痛：①40 岁前发病；②休息后症状无改善；③活动后症状改善;④夜间痛;⑤隐袭起病。在研究对象中该标准的敏感性为77.0%,特异性为91.7%。

 脊柱关节炎是怎样分型的

2009年国际脊柱关节炎评估协会公布了中轴型脊柱关节炎(ax-SpA)分类标准,2010年发表了外周型脊柱关节炎分类标准。2012年始,有学者进一步指出,2009年中轴型脊柱关节炎的概念包含三部分,第一部分有明确X线骶髂关节炎、满足强直性脊柱炎纽约标准,实际上就是强直性脊柱炎了。第二部分是存在MR显示活动性(急性)炎症改变,但无X线骶髂关节炎、不能满足纽约标准的中轴型脊柱关节炎;第三部分是没有X线影像学和核磁共振影像学的支持,但HLA-B_{27}阳性并且符合两条以上脊柱关节炎的特征。后两部分可并称为非放射学(或翻译为放射学阴性)中轴型脊柱关节炎(nr-axSpA,),以此区别。按国际脊柱关节炎评估协会定义,"非放射学"并不是真正意义的"放射学无异常",而是骶髂关节在X线片上的异常,达不到1984年修订的纽约标准诊断强直性脊柱炎的要求。

21 什么是中轴型脊柱关节炎

中轴型脊柱关节炎定义为凡发病时年龄小于45岁,腰背疼3个月,按修订的纽约标准,存在明确的影像学阳性骶髂关节炎(符合纽约标准的X线表现),或存在MR显示活动性(急性)炎症改变,外加以下一项脊柱关节炎特征。若没有上述的两项影像学条件下,但HLA-B_{27}(+),可外加以下两项脊柱关节炎特征,则诊断为中轴型脊柱关节炎。脊柱关节炎特征为:①关节炎;②起止点炎(脚后跟);③葡萄膜炎;④趾炎;⑤银屑病;⑥结肠炎(克罗恩病);⑦对非类固醇消炎药应答良好;⑧脊柱关节炎家族病史;⑨HLA-B_{27}阳性;⑩C-反应蛋白水平上升。

22 什么是外周型脊柱关节炎

外周型脊柱关节炎是以下肢为主的外周关节炎、附着点炎、指(趾)炎,加以下两项:①前驱感染;②银屑病;③溃疡性结肠炎(克罗恩病);④HLA-B_{27}(+);⑤葡萄膜炎;⑥骶髂关节影像学改变。或者是以下5项中符合2项:①下肢为主的外周关节炎;②附着点炎;③指(趾)炎;④脊柱关节炎家族史;⑤既往炎性背痛病史。这两种情况都可判定为外周型脊柱关节炎。

什么是磁共振骶髂关节炎阳性

磁共振骶髂关节炎被定义为关节旁软骨下的骨髓出现短重反转恢复(short tau inversion recovery, STIR)序列下的骨髓水肿,或 T_1 加权像的低信号,而 T_2 加权像高信号,排除脂肪局部浸润,提示存在骨髓水肿。而且多个病灶在同一切面上或单一病灶在至少两个连续切面上可见。现在已有越来越多的证据表明,运动、机械损伤、妊娠以后一段时间内,都有可能查到骶髂关节和脊柱及其周围组织存在上述改变。故此定义仍有待将来的进一步检验。

 中轴型脊柱关节炎就是早期强直性脊柱炎吗

中轴型脊柱关节炎是否是早期强直性脊柱炎,或有多少比例今后会发展为强直性脊柱炎,还有很多不确定性因素。据不完全评估,约50%的非放射学中轴型脊柱关节炎发展为强直性脊柱炎,其余部分有些停留在此阶段(顿挫型),甚至症状消失。故对这部分患者,可以进一步随访观察。部分症状严重不能忍受者,可以尝试早期治疗。

㉕ 什么是反应性关节炎和赖特综合征

反应性关节炎是一种发生于某些特定部位(如泌尿生殖道和肠道)感染,经过2～4周的潜伏期之后出现的关节炎。目前认为,反应性关节炎是一种继发于身体其他部位感染后出现的急性非化脓性关节炎。赖特综合征是一种特殊型的反应性关节炎。赖特综合征具有关节炎、尿道炎和结膜炎三联征。该病多发生于18～40岁青壮年男性,国外发病率在0.06%～1%,国内尚无相关的流行病学研究数据报道。

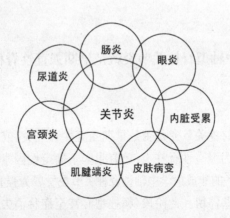

反应性关节炎的主要临床表现

(26) 反应性关节炎是怎样造成的

　　反应性关节炎的发病与感染、遗传标记和免疫失调有关。

　　感染是该病的明确病因，引起反应性关节炎的常见病原微生物包括肠道、泌尿生殖道、咽部及呼吸道感染菌群，甚至病毒、衣原体及原虫等。而衣原体热休克蛋白、耶尔森菌热休克蛋白-60及其多肽片段均可诱导反应性关节炎患者 T 细胞增殖。这些发现提示，患者外周血中的 T 细胞可能受到上述细菌的抗原成分的诱导而导致发病。与此同时，近期大量研究证明，乙型溶血性链球菌感染与反应性关节炎的发病也密切相关，乙型溶血性链球菌感染是反应性关节炎的另一个常见原因。

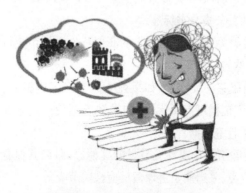

感染是反应性关节炎的明确病因

27 反应性关节炎的 HLA-B$_{27}$阳性率

反应性关节炎与 HLA-B$_{27}$有一定的相关性,HLA-B$_{27}$的阳性率为 50% 左右。与强直性脊柱炎类似,HLA-B$_{27}$阳性不是反应性关节炎的必要条件,HLA-B$_{27}$阴性同样可患反应性关节炎。

28 反应性关节炎的分类标准是什么

目前反应性关节炎多采用的是 1996 年 Kingsley 与 Sieper 提出的反应性关节炎分类标准。

(1) 外周关节炎:下肢为主的非对称性寡关节炎(即一侧下肢有关节炎,然另一侧正常)。

(2) 前驱感染证据:①如果前 4 周有临床典型的腹泻或尿道炎,则实验室证据可有可无;②如果缺乏感染的临床证据,则必须有感染的实验室证据。

(3) 排除引起单或寡关节炎的其他原因,如其他脊柱关节炎、感染性关节炎、莱姆病及链球菌反应性关节炎等。

(4) HLA-B$_{27}$阳性:反应性关节炎的关节外表现(如结膜炎、虹膜炎、皮肤、心脏与神经系统病变等),或典型脊柱关节炎的临床表现(如炎性下腰痛、交替性臀区疼痛、肌腱末端炎或虹膜炎),不是反应性关节炎确诊所必须具备的条件。

29 反应性关节炎如何治疗

反应性关节炎的治疗目的在于控制感染、减缓疼痛、防止关节破坏、保护关节功能等。反应性关节炎患者可卧床休息,减少受累关节的活动,但不应当完全制动以免引起肌肉萎缩和纤维强直。外用消炎镇痛膏药对缓解关节肿痛有一定作用。

由于大多数反应性关节炎病程呈自限性,其治疗应以对症治疗为主,其中非类固醇消炎药为首选。对合并有肌腱末端炎的患者可辅以外用剂型的非类固醇消炎药,物理治疗也可考虑。抗生素在反应性关节炎中的应用尚无统一意见。由于发病与感染有关,早期应用有意义,可改善症状和预后。应用时间要长些(如3个月),可明显缩短病程,减轻关节肿胀疼痛。糖皮质激素对滑膜炎局部有效但不主张全身用药。改善病情药物中,柳氮磺吡啶和

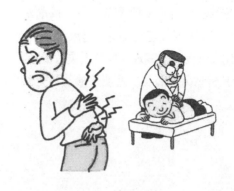

疼痛时可采取物理治疗

甲氨蝶呤对初次发病但病程长、反复发作呈慢性化、对非类固醇消炎药疗效欠佳者具有一定疗效。

若反应性关节炎常规治疗仍迁延不愈,同时符合脊柱关节炎外周型分类标准,可考虑使用肿瘤坏死因子(TNF)拮抗剂。

 30　风湿性关节炎是反应性关节炎吗

临床上会遇到四肢关节疼痛患者,验血后除抗"O"增高外其余均正常,考虑为顿挫型风湿性关节炎(链球菌感染后状态),广义上讲,也属反应性关节炎的一种。风湿性关节炎是一种与溶血性链球菌感染有关的变态反应性关节炎,是风湿热的主要表现之一。一般起病急,伴有咽痛、发热和白细胞计数增多;关节炎呈游走性、多发性,可同时侵犯数个大关节;关节红、肿、热、痛明显,活动受限。关节症状消失后不遗留关节畸形。风湿热反复发作,除了引起关节肿痛外,还可侵犯心脏,引起风湿性心脏病(并有反复发热)、皮下结节和皮疹等表现。风湿性关节炎患者血清抗链球菌溶血素"O"、抗链球菌激酶及抗透明质酸酶可为阳性,而类风湿因子多为阴性。

(31) 什么是银屑病和银屑病关节炎

银屑病俗称牛皮癣，是一种慢性炎症性皮肤病，病程较长，有易复发倾向，对患者的身体健康和精神状况影响较大。临床表现以红斑、鳞屑为主，全身均可发病，以头皮、四肢伸侧较为常见。银屑病可以分为寻常型银屑病、脓疱型银屑病、红皮病型银屑病、斑块型银屑病和关节型银屑病五种类型。

银屑病关节炎是一种与银屑病相关的炎症关节病，有银屑病皮疹并伴有关节和周围软组织疼痛、肿胀。好发年龄为30～50岁，发病无性别差异。多数发病缓慢，起病前通常无明显诱因。少数可以先有关节外伤史，然后局部出现银屑病关节炎。银屑病关节炎可以分为少关节炎型、对称性多关节炎型、残毁性关节型、远端指间关节型和脊柱病型五种类型。

约20％的银屑病患者在整个病程中会发生银屑病关节炎。有

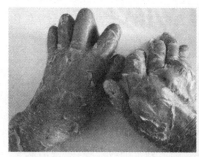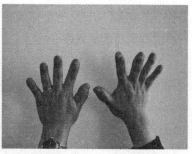

银屑病关节炎患者手部照片

报道,约75%的银屑病患者的皮肤病变先于关节炎,约15%的患者是先出现关节炎,大概2年后才出现银屑病皮疹。这类患者是医师对关节炎诊断及其鉴别诊断的试金石。还有约10%的患者几乎同时出现银屑病和银屑病关节炎。

 32 银屑病关节炎分类标准

目前,Moll和Wright标准简单而且应用最广泛,该标准包含如下内容:

① 炎性关节炎:外周关节炎和(或)骶髂关节炎或脊柱炎;

② 患有银屑病;

③ 常规血清学检查类风湿因子阴性。

按照该标准,银屑病关节炎可分为5个亚型:单纯远端指(趾)间关节炎型、不对称性寡关节炎型、多关节炎型、脊柱炎型和残毁性关节炎型。但是,这个标准在鉴别银屑病关节炎与风湿性关节炎时有明显的局限性。

欧洲脊柱关节病研究组(Europen Spondyloarthropathy Study Group, ESSG)提出了修订ESSG标准,该标准是脊柱关节病总分类标准的一部分,其首次提出银屑病关节炎可以没有银屑病的表现,但需有银屑病家族史。该标准定义为:炎性脊柱炎或滑膜炎(不对称性或以下肢关节受累为主)和下列1项或2项:①银屑病家族史;②伴有银屑病。

2006年,来自新西兰、加拿大等国风湿病学家组成的研究小组对目前临床应用的 7 种银屑病关节炎（psoriatic arthritis , PsA）分类标准的敏感性和特异性进行了分析比较，并制定出新的 PsA 分类标准。该分类标准具有极高的特异性和较好的敏感性，采用该标准对明确患者疾病分类，采取合理而积极的干预措施具有重要价值。

银屑病关节炎分类标准定义为：炎症性关节病（关节炎、脊柱炎或肌腱末端炎），并且以下 5 项中占至少 3 项者，可分类为银屑病关节炎：

（1）现患银屑病、有银屑病既往史或家族史的证据。

现患银屑病指就诊时由风湿病医师或皮肤病医师诊断具有银屑病性皮肤或头皮病变。

银屑病既往史指患者曾患有银屑病。

家族史指患者陈述其一级或二级亲属中曾患银屑病。

（2）就诊时，可见典型的银屑病指甲改变，包括甲剥离、顶针样改变、过度角化等表现。

（3）类风湿因子检查结果为阴性。类风湿因子可用除凝胶法外的其他方法检测，但最好采用酶联免疫吸附试验或比浊法，按当地实验室检查的参考值范围。

（4）具有整个指（趾）肿胀的指（趾）炎表现或由风湿病医师记录的指（趾）炎病史。

（5）影像学显示为关节周围新骨形成，手足 X 线片可见关节周围异常骨化（而非骨赘形成）。

注：① 银屑病关节炎分类标准特异性为 98.7％、敏感性为 91.4％。

② 现患银屑病赋值 2 分，其他表现则赋值 1 分。表明与其他临床表现相比，现患银屑病对 PsA 有更好的提示作用。

㉝ 银屑病关节炎实验室和影像学特点

1. 实验室检查

本病无特异性实验室检查,病情活动时,红细胞沉降率加快,C-反应蛋白增加,IgA、IgE增高,补体水平增高等。滑液呈非特异性反应,白细胞轻度增加,以中性粒细胞为主。类风湿因子阴性,5%～16%的患者出现低滴度的类风湿因子。2%～16%的患者抗核抗体低滴度阳性。约半数患者的 HLA-B$_{27}$ 阳性,且与骶髂关节和脊柱受累显著相关。

2. 影像学检查

(1) 周围关节炎:骨质有破坏和增生表现。手和足的小关节呈骨性强直,指间关节破坏伴关节间隙增宽,末节指骨茎突的骨性增生及末节指骨吸收,近端指骨破坏变尖和远端指骨骨性增生的同时改变,造成"带帽铅笔样"畸形。受累指间关节间隙变窄、融合、强直和畸形。长骨骨干绒毛状骨膜炎。

(2) 中轴关节炎:多表现为单侧骶髂关节炎,关节间隙模糊、变窄、融合。椎间隙变窄、强直,不对称性韧带骨赘形成,椎旁骨化,特点是相邻椎体的中部之间的韧带骨化形成骨桥,呈不对称分布。

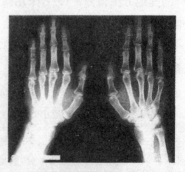

双手末节指骨骨端骨质疏松,远侧指关节间隙周围软组织肿胀,关节间隙稍变窄,关节面下可见囊状骨质吸收,其周围还可见骨质增生,以中指、环指、小指为明显

银屑病关节炎周围关节改变 X 线片

银屑病关节炎可以表现为腰背部炎症性疼痛和(或)非对称性寡关节炎。若以下肢关节炎为主,符合脊柱关节炎分类诊断,合并银屑病皮疹或指甲改变,或有银屑病家族史,影像学证实存在脊柱炎和骶髂关节炎,可分类为银屑病关节炎五种类型中的脊柱炎型。此时,需与强直性脊柱炎相鉴别。银屑病关节炎一般发生较晚,病情较轻,HLA-B_{27}阳性率在50%左右。椎旁组织钙化较少,韧带骨赘以纤维环外纤维组织钙化为主,在相邻两椎体间形成部分性骨桥,常呈非对称性分布。与强直性脊柱炎特征性的"竹节样"改变不同。同时,银屑病关节炎还会有皮肤损害、指甲改变等相关症状,以此来鉴别。

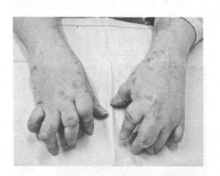

银屑性关节炎造成手畸形

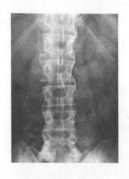

强直性脊柱炎特征性的"竹节样"改变

㉟ 外周关节型银屑病关节炎与类风湿关节炎鉴别

　　类风湿关节炎(rheumatoid arthritis, RA)是一种病因未明的慢性、以炎性滑膜炎为主的系统性疾病。其临床特征是对称性双手小关节为主关节炎，主要侵犯腕关节、掌指关节、近端指间关节，而远端指间关节很少受累。手的畸形可表现为梭形肿胀、尺侧偏斜、天鹅颈样畸形、纽扣花样畸形等。足的畸形有跖骨头向下半脱位引起的仰趾畸形、外翻畸形、跖趾关节半脱位、弯曲呈锤状趾及足外翻畸形。而外周型银屑病关节炎的特征是双手指或双足趾非对称的远端关节病变，呈腊肠样改变。除此之外，类风湿关节炎特征性表现还有皮下类风湿结节，类风湿因子和抗环瓜酸多肽抗体等自身抗体的阳性，以及肺部病变等关节外表现等。X线片可见软组织肿胀、骨质疏松及病情进展后的关节面囊性变、侵袭性骨破坏、关节面模糊、关节间隙狭窄、关节融合及脱位。

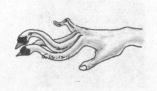

天鹅颈样畸形（绘图）

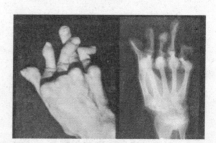

纽扣花样畸形（照片）

类风湿关节炎

银屑病关节炎与痛风性关节炎鉴别

痛风性关节炎是由于长期嘌呤代谢障碍、血尿酸增高引起,尿酸盐沉积在关节囊、滑囊、软骨、骨质和其他组织中而引起病损及炎性反应,好发于 40 岁以上男性,足部第一跖趾关节多见,也可发生于其他较大关节,尤其是踝部与足部关节。慢性痛风性关节炎常常使足趾呈腊肠样改变,造成与银屑病关节炎容易混淆。但只要认真询问病史,不难发现痛风性关节炎均有反复急性发作、长期

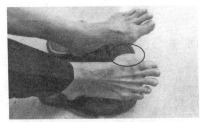

a. 痛风性关节炎患者足部发现痛风石（照片）

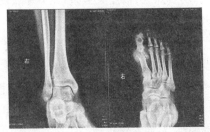

b. 患者足部X线片提示足部第一跖趾关节异常

痛风性关节炎

以来发展为慢性痛风性关节炎的过程。常合并有痛风石存在,甚至有破溃。急性发作多在夜间突然发病,受累关节剧痛,首发关节常累及足部第一跖趾关节,其次为踝、膝等。关节红、肿、热和压痛,严重时,全身无力、发热、头痛等。持续3～10 d。饮酒、暴食、过劳、着凉、手术刺激、精神紧张均可成为发作诱因。由急性发病转为慢性关节炎期平均10年左右,关节出现僵硬畸形、痛风石形成。外周关节型银屑病关节炎有时与慢性痛风性关节炎的腊肠指(趾)难以区分。区分两种患者的要点是痛风发作是间断的,银屑病关节炎是持续的,而且绝大部分银屑病关节炎有银屑病皮损等。实验室和影像学检查能为我们鉴别诊断提供帮助。

 银屑病关节炎治疗与进展

在过去几年中,关节炎的主要治疗目标被定义为肌肉骨骼[关节炎、指(趾)炎、附着点炎、轴性疾病]和关节外表现的临床缓解或使疾病处于不活动状态。

物理治疗包括对患者的教育和定期锻炼,可考虑进行个人或者团体的物理治疗或功能锻炼治疗。患者协会、论坛和自发锻炼小组会起到一定的作用。应根据不同患者制定个性化的锻炼,包括:①拉伸、强化和姿势训练;②深呼吸;③脊柱伸展;④腰椎、胸椎、颈椎活动度的练习;⑤有氧运动。

除上述一般治疗,银屑病关节炎的治疗应本着个体化、多学科协作、早期干预的原则。除与类风湿关节炎和脊柱关节炎应用类似的非类固醇消炎药,抗风湿类药物,如甲氨蝶呤、雷公藤制剂、来氟米特(欧洲药品局 EMA 获批治疗银屑病关节炎,美国 FDA 尚未批准)、环孢菌素 A(美国 FDA 批准用于难治性银屑病皮疹),以及肿瘤坏死因子拮抗剂是治疗银屑病关节炎主要药物。除此之外,新型生物制剂如白介素-12、白介素-23 抑制剂乌司奴单抗和以苏金单抗为代表的白介素-17 抑制剂,已被美国 FDA 批准用于银屑病和银屑病关节炎治疗。国内已应用于临床的抗 JAK 激酶抑制剂托法替布(商品名尚杰),也被批准治疗银屑病关节炎。

38 什么是炎症性肠病和炎症性肠病性关节炎

炎症性肠病为累及回肠、直肠、结肠的一类多种病因引起的、异常免疫介导的肠道慢性复发性炎症性疾病。临床表现为腹泻、腹痛,甚至可有血便。本病包括溃疡性结肠炎和克罗恩病。溃疡性结肠炎是结肠黏膜层和黏膜下层连续性炎症,疾病通常先累及直肠,逐渐向全结肠蔓延。克罗恩病可累及全消化道,为非连续性全层炎症,最常累及部位为末端回肠、结肠和肛周。

炎症性肠病除肠道病变外,还会有全身症状和肠外表现,如发热、贫血、消瘦、关节炎、结节性红斑、口腔复发性溃疡、眼葡萄膜炎等。肠病性关节炎是与炎症性肠病相关的一种关节炎,它是血清阴性脊柱关节病分类中的一种独立类型。炎症性肠病性关节炎是指溃疡性结肠炎和克罗恩病引起的关节炎统称。主要表现为外周关节炎和中轴关节病变。本病可发生在任何年龄,以 20～40 岁年轻人和儿童最多见,男、女均可发病,起病缓急不一,病情轻重与病变范围及程度相关。

 39 炎症性肠病有哪些关节和关节外表现

1. 关节表现

肠病性关节炎出现于约 20% 的炎症性肠病患者。常出现在肠道炎症严重、范围广泛的患者。

(1) 外周关节病变。多于炎症性肠病后出现,有的患者关节病变先于肠道病变几年出现。表现为非对称性、一过性、游走性周围关节炎,以膝、踝和足等下肢大关节受累为主,其次是肘、腕或指关节等。大关节较小关节易受累,下肢关节较上肢关节易受累。主要症状为关节肿胀、红斑,关节积液呈炎症性改变。关节炎严重程度与肠道病变严重程度相关,并伴炎症性肠病治疗而消退,多数不遗留关节畸形,偶有小关节和髋关节破坏。可见大关节积液、腊肠指(趾)、肌腱末端病、跟腱和跖底筋膜炎。克罗恩病关节炎可出现杵状指和骨膜炎。

(2) 中轴关节受累。约有 10% 的炎症性肠病患者在肠道病变前有明显的脊柱炎或骶髂关节炎,与肠道病变程度不一定关联,控制肠道症状脊柱炎也不会缓解。临床表现为腰背部、胸、颈或臀部疼痛,腰和颈部运动受限,扩胸度降低。HLA-B$_{27}$ 阳性率在有关节症状的患者中为 30%～50%。炎症性肠病性伴发的脊柱炎在症状、体征及 X 线片表现上难与强直性脊柱炎鉴别。

2. 关节外表现

（1）腹痛、腹泻、腹部包块。大部分炎症性肠病患者都有，很多患者由此起病并被发现。腹痛可由粗糙食物诱发，伴肠鸣音增多。肠腔狭窄引起不全肠梗阻时，有肠绞痛、肠胀气与肠型。回结肠炎的腹痛可经排便和排气获得缓解。后期有腹腔内脓肿与瘘管形成，腹痛呈持续性，腹泻多因饮食不当而诱发，重症或晚期加重，可见少量黏液，伴腹部阵痛，顽固难愈。同时，可伴有不同程度的脓血便，脂肪泻和里急后重。克罗恩病可扪及包块，多位于左下腹，也可在脐周和下腹。

（2）口腔黏膜和胃肠道病变。克罗恩病常伴牙质、口腔及胃黏膜损害。口腔黏膜损害表现为颊部黏膜及舌侧表面和口腔底部有肿胀、结节、疼痛感及溃疡，典型的溃疡称为"鹅口疮样"溃疡。肠镜下见溃疡和增生互相交替，形成"铺路石样"改变。

（3）皮肤。克罗恩病最常见的皮肤病变为结节性红斑，表现为疼痛、红斑样或紫色结节，最常见于腿部，病变呈多发性，可发生于四肢。坏疽性脓皮病较严重，溃疡性结肠炎则表现为不常见的、较严重的坏疽性脓皮病。黏膜表现以口腔溃疡多见。

（4）眼部。患者可伴前色素膜炎，多为单侧及一过性，易复发。

（5）其他。发热、贫血、营养不良及血管炎（可表现为网状青斑、血栓性静脉炎和小腿溃疡）等均可出现。

40 炎症性肠病性关节炎治疗

首先是治疗炎症性肠病,控制发作,维持缓解,减少复发,防治并发症。在疾病控制发作之后,均应长期维持治疗,通常以水杨酸类药为主维持治疗,部分患者使用免疫抑制药。维持时间应不少于3~5年,甚至终生维持,其间部分病例可酌情隔日或间隙给药以减少用药量和药物不良反应。其次是针对炎症性肠病性关节炎的治疗。

治疗强直性脊柱炎和脊柱关节炎的药物和非药物治疗对炎症性肠病同样有效。如非类固醇消炎药和口服不易吸收的磺胺药,如柳氮磺吡啶治疗已证明有效。糖皮质激素对慢性单关节局部注射治疗可能有效。针对生物制剂肿瘤坏死因子拮抗剂类药物,现已在多种国际指南和国内指南中明确,只有单克隆抗体类如英夫利昔、阿达目单抗和戈利木单抗对炎症性肠病和肠病性关节炎均有效。肿瘤坏死因子受体融合蛋白不推荐使用。

41 什么是未分化脊柱关节炎

未分化脊柱关节炎(undifferentiated spondyloarthritis, uSpA)是指一组具有脊柱关节炎的某些临床和(或)放射学特征,但尚未达到已确定的任何一种脊柱关节炎诊断标准的疾病。未分化脊柱关节炎可能是某种肯定的脊柱关节炎的早期表现,有可能转化为其中的某一疾病。未分化脊柱关节炎是脊柱关节炎最常见的类型之一,其可能的发病机制目前认为与$HLA-B_{27}$有一定相关性。

第三章

强直性脊柱炎临床表现及诊断

炎性腰背痛是强直性脊柱炎的临床表现之一

炎性腰背痛是强直性脊柱炎患者的主要症状,与疾病的诊断、分型相关,且常见于疾病早期。流行病学研究报道约50%的强直性脊柱炎患者以炎性腰背痛为首发症状。人群中腰背痛是极其常见的症状,引起腰背痛的常见原因除炎症性外,还有机械性腰背痛(mechanical low back pain, MLBP)。而且20%~30%的强直性脊柱炎患者同时存在机械性腰背痛。

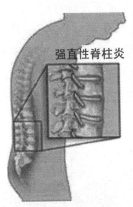 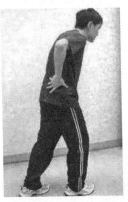

炎性腰背痛

43 炎性腰背痛诊断标准的演变及特点

1949年，Hart等首次对炎性腰背痛进行了临床描述："一种反复发作的疼痛和僵直，且休息后症状加重。患者晨起时僵硬和疼痛，活动后逐渐缓解，在下午至睡觉前症状最轻。部分个体在夜间疼醒，活动脊柱后缓解方可入睡。"

1977年，Calin标准出台，它是第一个也是最常用的炎性腰背痛诊断标准，同时是欧洲脊柱关节炎研究组采用的标准。对138例研究对象（42例 HLA-B$_{27}$ 阳性的脊柱关节炎患者、21例 HLA-B$_{27}$ 阴性的骨骼畸形患者及75名健康人）进行包含17个问题的调查问卷，对结果进行统计分析，最终确定了5条标准：①40岁前发病；②隐袭起病；③活动后症状改善；④腰背部的晨僵；⑤症状持续至少3个月。5条标准中至少符合4条，即可判定为炎性腰背痛。随后研究表明Calin标准的特异性为75%，而敏感性仅为23%。

1984年，改良的炎性腰背痛定义用于强直性脊柱炎诊断的新纽约标准，同时用于脊柱关节炎诊断的 Amor 标准。Van der Linden 在人群和家族调查的基础上，最终确定炎性腰背痛为一种存在晨僵，活动后缓解，休息后不缓解，且症状持续超过3个月的腰背痛。随

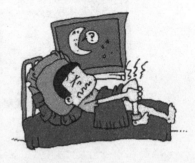

夜间痛

后的研究证实,该定义的特异性和敏感性分别为 66.2% 和 54.8%。

2009 年,ASAS 专家提出炎性腰背痛新标准:①活动后症状改善;②夜间痛;③隐袭起病;④40 岁前发病;⑤休息后症状无改善。

上述 5 条标准中至少符合 4 条,即可判定为炎性腰背痛,在研究对象中,该标准的敏感性为 77.0%,特异性为 91.7%;在验证组中,该标准的敏感性为 79.6%,特异性为 72.4%。

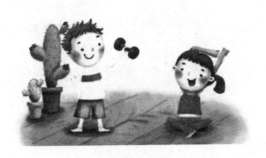

活动后症状改善

 晨僵症状和"晨僵"的意义是什么

强直性脊柱炎的患者通常有"晨僵"的表现,"僵"表示僵硬,"晨僵"顾名思义,就是早晨醒来睁开眼睛后,感到腰背部和(或)肢体出现僵硬的状态。强直性脊柱炎"晨僵"是常见的症状,持续时间根据病情活动度不同而不同。严重时,可能持续半小时以上,造成起床困难。"晨僵"是判断强直性脊柱炎和脊柱关节炎炎症腰背痛分类的标准症状之一,也是早期强直性脊柱炎特征性表现。在强直性脊柱炎治疗和恢复过程中,患者可以计算每天"晨僵"的时间,观察病情的变化。

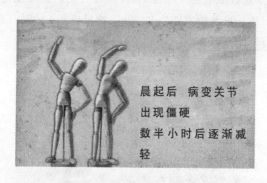

晨起后 病变关节出现僵硬 数半小时后逐渐减轻

"晨僵"

45 强直性脊柱炎的腰骶关节和腰椎症状是什么

骶髂关节周边、腰骶部和臀部交替性疼痛往往是强直性脊柱炎的先发症状。开始时呈间隙性,伴或不伴晨僵,以后逐渐发作频繁,呈持续性。表现为反复发作的腰骶部僵硬感、腰痛、间歇性或交替出现臀部和两侧髋关节疼痛,可放射至大腿,但是很少超过膝关节。随后会上行发展至腰椎、胸椎、颈椎。当强直性脊柱炎患者腰椎受累时,多数表现为下背部和腰部活动受限。腰部前屈、背伸、侧弯和转动均可受限。体检可发现腰椎棘突压痛,腰椎旁肌肉痉挛,后期可有腰肌萎缩。腰椎症状严重的患者,可以通过X线片发现腰椎呈现出上、下面凹陷的"鱼尾椎"样改变。

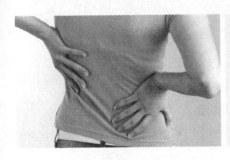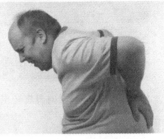

腰骶部疼痛是强直性脊柱炎的先发症状

 强直性脊柱炎的胸椎症状是什么

　　强直性脊柱炎患者胸椎受累时,会表现出胸背部、前胸和侧胸部痛,如肋椎关节、胸骨柄体关节、胸锁关节及肋软骨间关节受累时,会出现胸骨周边疼痛,胸锁关节突出,造成束带状胸痛,胸廓扩张受限,深呼吸、咳嗽或打喷嚏时都会感觉到明显胸痛。严重的患者在呼气状态时,胸廓扩张度只有正常人的50%。因此,只能靠腹式呼吸辅助。由于胸腹腔容量缩小,会导致心肺功能和消化功能不同程度的损害。驼背畸形是强直性脊柱炎晚期最常见的症状和畸形。

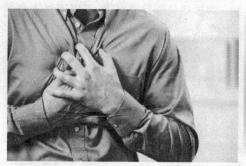
胸椎受累时患者会出现胸痛

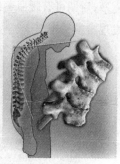
驼背畸形

强直性脊柱炎脊柱中轴受累的临床表现

强直性脊柱炎是一个以中轴受累为主的疾病,尽管它也累及外周关节和肌腱端部位。中轴脊柱炎包括骨关节、韧带肌腱和附着点炎等。强直性脊柱炎的中轴受累包括早期和晚期。晚期的患者临床症状明显,包括骶髂关节炎、脊柱部分或全程受累、患者体型体态变化、活动受限、影像学变化等。

强直性脊柱炎早期表现为炎性腰背痛,常常隐匿性起病,起始部位于腰部区域和臀部,常常伴随晨僵,轻度活动后可改善,通常在40岁前出现,持续时间在3个月以上。反复发作多年腰背痛、晨僵、腰椎各方向活动受限和胸廓活动度减低,随着病情进展,炎症可扩散至胸椎及颈椎，称之为"上升性扩展"。整个脊柱可发生自下而上的强直，先是腰椎生理前凸消失，进而是胸椎后凸加大呈驼背畸形，接着是颈椎受累，颈椎活动受限。此时患者体态变为头向前倾，胸廓变平，腹部突出，最后脊柱各方向活动完全受限。

在强直性脊柱炎晚期，炎症基本消失，所以，疼痛和晨僵都不明显，而以关节畸形和强直为主要表现，形成强直性脊柱炎终末期的典型表现，即腰椎生理前凸消失，脊柱后凸呈驼背畸形，胸廓固定在呼气状态，颈椎后凸使头部固定于前屈位，髋关节与膝关节屈曲。患者直立时，由于身体及头部前倾，转头和转身困难，驼背像个"大虾米"，只能看到正前方有限的一段路面，颈部肌群痉挛，颈项部僵硬，寰、枢椎可处于半脱位状态。患者改变姿势时，因自我平衡十分困难而易发生跌倒意外。

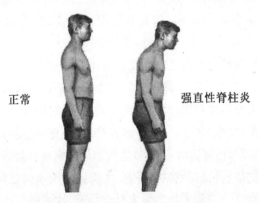

正常   强直性脊柱炎

正常人与患者(驼背形似"大虾米")

48 **强直性脊柱炎脊柱外周关节受累的临床表现**

强直性脊柱炎以外周关节炎为首发症状者多见,患者中有45%以其为首发症状,尤其是儿童。外周关节病变多为非对称性,下肢关节多于上肢关节,常只累及少数关节或单关节,下肢大关节为本病外周关节炎的特征。其中髋关节受累最为常见,占38%~66%,且病变往往较严重,也是致残最为关键的病变。一般发病年龄越轻,髋关节受累发生率越高,预后越差,而且94%的髋部症状始于发病后的5年内。随着发病年龄的增加,髋关节受累的发生率随之降低,严重性也随之减少。髋关节受累时,在滑膜炎期可出现疼痛、活动受限,随后软骨、骨质破坏,关节可出现纤维性或骨性强直。髋关节发生挛缩,膝关节代偿性屈曲,患者可见"鸭步"步态。

强直性脊柱炎的髋关节症状通常出现在病程的早期,以单侧受累多见,但整个病程中将会有74%的患者最终出现双侧受累表现。临床表现为腹股沟、髋部的疼痛及关节屈伸、旋转、内收和外展活动受限,负重体位(站立、行走或持重时)疼痛症状加重,夜间症状明显,晨起适度活动后,关节症状减轻。病情自然进展的结果将会导致髋部呈屈曲挛缩状,臀部、大腿或小腿肌肉逐渐萎缩,大约30%的髋关节受累者最终发生骨性强直,这是强直性脊柱炎致残的重要原因。需要注意的是,强直性脊柱炎髋关节的关节面侵蚀同时发生在髋臼面和股骨面的负重处和非负重处,这一特点有别于骨关节炎和无菌性骨坏死。

膝关节是人体中最复杂及关节面最大的负重关节。强直性脊柱炎以膝关节疼痛为首发症状者占11％。病程中出现膝关节受累发生率为32.5％～50％,大部分不会造成关节畸形,少数如果不能得到及时治疗,进一步发展会造成膝关节屈曲挛缩畸形,虽然少见,但也是此病致残的原因之一。个别患者膝关节肿胀重、关节积液多,形成膝关节后侧腘窝囊肿,造成破坏。一般当膝关节肿痛消失,病情得到控制后,患者膝关节功能仍有望恢复。

 49 **强直性脊柱炎肌腱末端炎好发于哪些部位**

肌腱末端炎是强直性脊柱炎患者重要特征性表现之一,又称为肌腱附着点炎,是指强直性脊柱炎等疾病进程中肌腱末端(韧带、肌腱、关节囊附着到骨上的终端)受累发生炎症、变性、新骨形成及纤维化、骨化。

肌腱末端炎好发于足跟和膝关节周围。这也是为什么强直性脊柱炎的患者往往会感觉到脚后跟痛。风湿病专家曾对肌腱末端炎的发生发展进行了病理研究,发现早期以炎症表现为主,主要是淋巴细胞、浆细胞浸润肌腱末端,使其受到侵蚀,附近骨髓炎症水肿,随后肉芽组织增生,破坏骨松质,肉芽组织纤维化。由于炎症刺激,骨质增生,新生的骨组织不仅填补了骨质缺损处,而且向附近的韧带、肌腱和关节囊延伸,形成骨赘。

强直性脊柱炎最常见的关节外受累——虹膜睫状体炎

虹膜睫状体炎是强直性脊柱炎最重要的关节外表现。强直性脊柱炎患者病程中约1/3出现过急性虹膜睫状体炎发作。病史越长者越易发生。急性期可见角膜周围充血、虹膜水肿。每次发作为2～3周，早期一般无后遗症，但常易复发。强直性脊柱炎并发虹膜睫状体炎多为前房性虹膜睫状体炎，较少发生后房性和全房性虹膜睫状体炎。若治疗不及时，造成虹膜粘连，则可见瞳孔收缩、边缘不规则，裂隙灯检查见前房有大量渗出和角膜沉积。病情严重者，可引起视力障碍甚至失明。强直性脊柱炎并发虹膜睫状体炎在选择生物制剂治疗时要注意，只能选择肿瘤坏死因子拮抗剂中单克隆抗体类药物，以防加重虹膜睫状体炎。

 强直性脊柱炎对心血管有哪些影响

强直性脊柱炎心脏病变以主动脉瓣病变为常见。据尸检发现约25%的强直性脊柱炎患者有主动脉根部问题。绝大部分心脏受累在临床上都无表现，仅有1%的患者检查出主动脉瓣关闭不全，8%的患者发生心脏传导阻滞。当病变累及冠状动脉口时，会发生心绞痛，少数患者发生主动脉瘤、心包炎和心肌炎。

强直性脊柱炎对肺部有哪些影响

强直性脊柱炎后期可影响患者的肺部功能。因胸廓扩张受限，多数患者由腹式呼吸代偿，临床上无明显症状，不会出现严重的呼吸困难。随着病变发展，胸廓活动受限，可出现双上肺尤其是肺尖纤维化、囊性变甚至空洞形成，与肺结核的X线表现相类似。晚期常合并肺部感染使病情加重。较少见的肺部表现有：胸膜增生粘连、肺门及膈顶有模糊条状影、肺膨胀不良等。后期因脊肋关节和胸肋关节骨化而使胸廓僵直，出现胸骨后压痛，胸部X线片可见胸锁关节狭窄融合，肋骨和椎体、横突融合，吸气相肋骨提升减弱甚至缺如。此时患者由膈肌运动来代偿呼吸，但腹式呼吸使腹腔内压力增加，有些患者可出现腹股沟疝。

 强直性脊柱炎对神经系统有哪些影响

随着强直性脊柱炎病情的发展会造成脊柱强直及骨质疏松，易使颈椎脱位和发生脊柱骨折，从而压迫脊髓神经。强直性脊柱炎后期可侵犯马尾，发生马尾综合征，表现为下肢感觉及运动功能长时间不恢复，下肢或臀部神经根性疼痛，骶神经分布区感觉丧失，跟腱反射减弱及膀胱和直肠等运动功能障碍。

54 强直性脊柱炎的诊断标准是什么

近年来,强直性脊柱炎的诊断多采用 1984 年修订的美国纽约标准,符合放射学标准和 1 项以上临床标准,可诊断为强直性脊柱炎。

(1) 临床标准

① 腰椎在前屈、侧弯、后仰 3 个方面皆受限。

② 腰椎或腰背部疼痛或疼痛史 3 个月以上。

③ 胸部扩张受限,取第 4 肋间隙水平测量,扩张 ≤ 2.5 cm。

(2) 影像学表现

0 级:正常骶髂关节炎。

Ⅰ 级:可疑或极其轻微的骶髂关节病变。

Ⅱ 级:有轻度骶髂关节炎,可见局限性侵蚀、硬化,但关节间隙无改变。

Ⅲ 级:明显异常,至少伴有以下 1 项改变:近关节区硬化、关节间隙变窄或增宽、部分强直。

Ⅳ 级:严重异常,关节完全融合强直。

(55) 强直性脊柱炎与椎间盘突出如何鉴别

　　强直性脊柱炎与腰椎间盘突出都是引起腰背痛的常见原因。椎间盘突出局限于脊柱,无疲劳感、消瘦、发热等全身表现,多为急性发病,多只局限于腰部疼痛,随着突出程度加重会有下肢麻木等症状。一般活动后加重,休息后缓解,站立时常有侧曲。触诊在脊柱骨突有 1~2 个触痛扳机点。所有实验室检查均正常。它与强直性脊柱炎相鉴别可通过实验室检查和 HLA-B_{27} 测定,影像学 CT、核磁共振成像或椎管造影检查确诊。

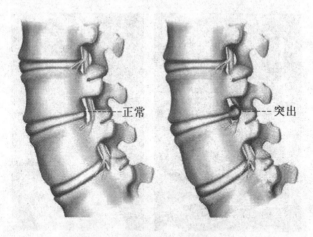

正常　　　　突出

腰椎间盘示意图

56 强直性脊柱炎与弥散性特发性骨肥厚综合征 如何鉴别

弥散性特发性骨肥厚综合征发病多在 50 岁以上男性，也有腰背痛、晨僵感以及逐渐加重的脊柱运动受限。其临床表现和 X 线所见常与强直性脊柱炎相似。但是，该病 X 线可见韧带钙化，常累及颈椎和低位胸椎，经常可见连接至少 4 节椎体前外侧的流注形钙化和骨化，呈横向分布为主，而骶髂关节和脊椎骨突关节没有侵蚀，晨起僵硬感不加重，红细胞沉降率正常，HLA-B$_{27}$ 阴性。

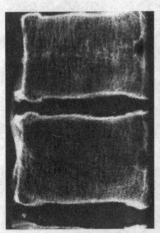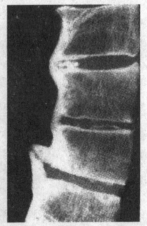

左图示骨化进一步发展形成骨桥。但骨化带与椎体间仍有间隙存在。右图示骨化的韧带进一步增厚，呈波浪状并有中断

弥散性特发性骨肥厚综合征(X 线)

57 强直性脊柱炎与髂骨致密性骨炎如何鉴别

髂骨致密性骨炎多见于中、青年女性，尤其是有多次怀孕、分娩史或长期从事站立职业的女性。主要表现有慢性腰骶部疼痛，劳累后加重，有自限性。临床检查除了腰部肌肉紧张外无其他异常。诊断主要依靠前后位 X 线片，典型表现为在髂骨沿骶髂关节之中下 2/3 部位有明显的骨硬化区，呈三角形者尖端向上，密度均匀，不侵犯骶髂关节面，无关节狭窄或糜烂，界限清楚，骶骨侧骨质及关节间隙正常。很多妈妈生完孩子后会感觉到腰痛，一般的妈妈都不太在意，以为可能是因为月子病或者劳累所致，其实，除了一些常见原因外，一定要谨防是否是髂骨致密性骨炎。

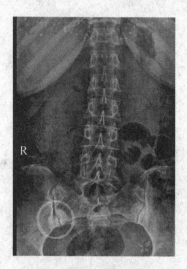

髂骨致密性骨炎(X 线)

第四章

强直性脊柱炎的评估与危害

腰背痛和交替性臀区疼痛为早期临床表现,骶髂关节和椎旁肌肉压痛为本病早期的阳性体征。随病情进展可见腰椎前凸变平。脊柱各个方向活动受限,胸廓扩展范围缩小,颈椎后突。下述方法可用于检查骶髂关节压痛或脊柱病变情况(通常需要多次测量评估):

(1)枕壁试验:立正姿势双足跟紧贴墙根时,后枕部应贴近墙壁而无间隙。而颈僵直和(或)胸椎段畸形后凸者该间隙增大至几厘米以上,致使枕部不能贴壁。

(2)胸廓扩展:在平乳头处约第4肋间隙水平测量深吸气和深呼气时胸廓扩展范围,两者之差的正常值不小于2.5 cm,而有肋骨和脊椎广泛受累者则胸廓扩展减少。

(3)Schober试验:于双髂后上棘连线中点上方垂直距离10 cm处作出标记,然后嘱患者弯腰(保持双膝直立位)测量脊柱最大前屈度,正常移动增加距离在5 cm以上,脊柱受累者,则增加距离小于4 cm。

(4)骨盆挤压试验:患者仰卧,两下肢伸直,检查者以双手分别置于两侧髂嵴外侧,从两侧向中线方向挤压其两髂嵴处,若骶髂关节处疼痛,则为阳性。

(5)Patrick试验(下肢"4"字试验):患者仰卧,一侧膝屈曲并将足跟放置到对侧伸直的膝上。检查者用一只手下压屈曲的膝(此时髋关节在屈曲、外展和外旋位),并用另一只手压对侧骨盆,可引出对侧骶髂关节疼痛则视为阳性。需注意的是,有膝或髋关节病变者也不能完成"4"字试验。

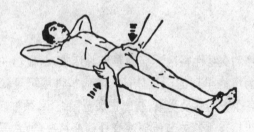

骨盆挤压试验

 强直性脊柱炎的X线检查

    X线改变可给诊断提供重要的证据,是目前筛查和诊断强直性脊柱炎的基本检查方法。强直性脊柱炎最早变化多发生在骶髂关节。X线片可显示骶髂关节软骨下骨缘模糊,骨质侵蚀,关节间隙模糊,骨密度增高及关节融合。通常按X线片骶髂关节炎的病变程度分为5级。0级:正常;Ⅰ级:可疑或极其轻微的骶髂关节病变;Ⅱ级:有轻度骶髂关节炎,可见局限性侵蚀、硬化,但关节间隙无改变;Ⅲ级:明显异常,至少伴有以下1项改变:近关节区硬化、关节间隙变窄或增宽、部分强直;Ⅳ级:严重异常,关节完全融合强直。脊柱的X线片表现有椎体骨质疏松和方形变,椎小关节模糊,椎旁韧带钙化以及骨桥形成。晚期广泛而严重的骨化性骨桥表现称为"竹节样"脊柱。耻骨联合、坐骨结节和肌腱附着点(如跟骨)

的骨质侵蚀，伴邻近骨质的反应性硬化及绒毛状改变，可出现新骨形成。

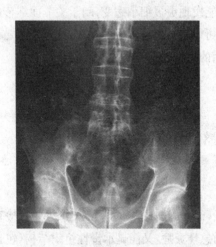

强直性脊柱炎X线表现"竹节样"改变

 60 **强直性脊柱炎的CT扫描检查**

　　CT(computed tomography,电子计算机断层扫描)可以比较早地显示骶髂关节间隙、关节软骨下小囊变和骨硬化、关节周围骨质疏松及骨性强直等征象，有利于骶髂关节间隙的测量，较X线更清楚地显示骨结构改变，是诊断强直性脊柱炎的主要手段之一。CT扫描比MRI检查更容易发现骨性改变，如骨侵蚀、骨硬化和关节强直。高分辨率CT(High Resolution CT, HRCT)较常规CT平扫对于强直性脊柱炎骶髂关节放射学分级中的Ⅰ、Ⅱ级病变的检出率有显著提高,能发现更多细小病变,利于关节面细节的观察。螺旋CT扫描后还可以进行任意多平面重建,这对于需要行全髋关节置换术患者术前的病情评估有很大的帮助。

 61 骶髂关节的核磁共振检查

核磁共振(magnetic resonance imaging,MRI)检查是唯一既可以显示出骨面急性炎症,又能显示慢性组织结构(包括脂肪、肌肉、筋膜等软组织和骨组织)改变的技术,同时,MRI能发现骶髂关节、髋关节和脊柱关节旁骨髓水肿、软骨的异常改变及骨髓内脂肪沉积的显示,能够显示关节和软骨下骨活动性炎性病变,这是其他影像学检查无法实现的,可作为脊柱关节炎骶髂关节炎的早期首选诊断方法。当然,MRI检查也存在检查时间过长、费用较高、影响因素较多等缺点。多应用于近期临床有炎症性背痛的患者,可评价脊柱关节炎的活动性,是否能监测治疗后疗效还有待进一步研究。

强直性脊柱炎累及髋关节异常影像学征象的观察指标主要包括以下几点：

① 髋关节间隙的变化。

② 髋臼和股骨近端骨皮质、骨髓质的变化。

③ 髋关节周围结构有无异常征象。

④ 骶髂关节和骨盆其他骨骼（耻骨联合、坐骨结节、髂骨嵴）的影像学征象。

⑤ 核磁共振成像可观察关节腔积液、关节囊和肌腱起止点有无异常征象。

（1）髋关节间隙异常的影像学表现

X线片髋关节间隙的测量方法：在正位线片上，半球形的股骨头与杯状髋臼窝形成关节，正常成人的关节间隙可分为上侧、轴向和内侧3段来分析。在X线片上以几何求圆心的原理，找出股骨头圆心，过圆心作平行于中垂线的线及垂直于该线的线，再作该90°角的角平分线，各线经过髋关节间隙处的股骨头皮质与髋臼皮质间的距离分别为上侧间隙、轴向关节间隙、内侧间隙。

正常情况下，上侧和轴向关节间隙应该是相等的，约等于内侧关节间隙值的一半。病理状态下，上侧、轴向和内侧关节间隙的选择性变窄或增宽有助于做出特异性诊断。在CT和MRI横断位图像上，把关节间隙分为前部和后部，关节间隙小于2 mm为狭窄，前部或后部狭窄为局限性狭窄，前后部均狭窄时为均匀性狭窄。

（2）强直性脊柱炎髋关节骨质异常的影像学表现

髋关节骨质异常包括骨髓质异常和骨皮质异常。骨髓质异常包括骨质疏松、骨质硬化、骨髓质囊变。

正常情况下，髋臼的骨小梁交织呈网状，X线表现为股骨头中心骨小梁粗直坚实、内外侧较细。CT表现为股骨头中心致密，外周稀疏的放射状骨小梁。

骨质疏松在X线平片上主要表现为局灶性或弥散性的骨小梁稀疏、变细或增粗，严重者可出现骨小梁大片缺失。骨质疏松在CT图像上呈局限性或大片状骨小梁结构紊乱、稀疏、增粗或变细，严重时，骨小梁完全消失。

骨质硬化在X线平片和CT上大多表现为骨质呈条状、斑片状或环形的高密度影。骨髓水肿在核磁共振成像上主要表现为T_1加权呈低信号，T_2加权或STIR成像呈高信号，增强后可强化。骨髓脂肪沉积在T_1和T_2呈高信号，压脂序列呈低信号。骨皮质异常包括关节面骨质硬化、毛糙、中断、正常关节面消失、盂唇骨化等。

（3）髋关节周围结构异常的影像学表现

累及髋关节周围组织结构时，可出现起止点炎、关节囊积液、滑膜骨化、盂唇骨化等异常影像学表现。

起止点炎、关节囊积液这两种征象在X线片及CT上不容易观察。起止点炎在核磁共振成像上主要表现为T_1呈低信号，T_2呈高信号，增强后明显强化。关节囊积液在核磁共振成像上主要表现为关节滑囊扩张、积液，T_1呈低信号，T_2呈高信号，滑囊增厚明显时，可显著强化。髋关节积液按程度分为三级：1级：少量积液，积液在髋关节囊内呈小条状、梭形或弧状高信号，位于股骨头或股骨颈的一侧；2级：中等量积液，积液量足以环绕股骨颈1周，但关节囊隐窝无扩大;3级:大量积液,积液使髋关节囊隐窝膨胀扩大。

盂唇和滑膜骨化在 X 线片和 CT 上表现为盂唇、股骨颈周围及股骨头圆韧带周围的条片状高密度影,核磁共振成像表现为低信号影。

 63   **强直性脊柱炎髋关节病变的分级标准**

根据不同的影像学表现,可对髋关节病变进行分级即强直性脊柱炎髋关节放射指数(BASRI-h),主要如下:

(1) 0 级:正常。

(2) Ⅰ级:可疑异常,关节面模糊,关节间隙局限性狭窄。

(3) Ⅱ级:轻度异常,肯定狭窄,关节间隙大于 2 mm。

(4) Ⅲ级:中度异常,关节间隙小于 2 mm,或双侧骨性关节面相接触范围小于 2 mm。

(5) Ⅳ级:重度异常,关节变形,双侧骨性关节面相接触范围大于 2 mm,或全髋关节置换术后。

如果病变存在以下 3 种征象,即骨侵蚀破坏、骨赘形成和股骨头内陷之中的两种,则相应增加一级。

64 强直性脊柱炎的实验室检查

活动期患者可见红细胞沉降率（ESR）增快，C-反应蛋白增高。轻度贫血和免疫球蛋白 IgG 或 IgA 轻度升高。类风湿因子（RF）多为阴性，但 RF 阳性并不排除强直性脊柱炎的诊断。强直性脊柱炎患者中 HLA-B$_{27}$ 阳性率可达 90% 左右，但健康人也有 5% 阳性率。HLA-B$_{27}$ 阴性患者只要临床表现和影像学检查符合诊断标准，也不能排除强直性脊柱炎可能。

65 如何评价强直性脊柱炎的活动性及功能状况

强直性脊柱炎的活动性、功能状况的评价标准近年来的研究进展很快。国际上公认的用于评估强直性脊柱炎结果测量的主要是 Bath 指数。该指数主要包括：Bath 强直性脊柱炎疾病活动指数（BASDAI）、Bath 强直性脊柱炎功能指数（BASFI）、Bath 强直性脊柱炎综合评价标准（BAS-G）和 Bath 强直性脊柱炎计量指数（BASMI）。

Bath 指数以患者自我评估的形式，采用 0～10 分的视觉模拟量表（VAS）。但是 VAS 有一定的局限性，比如患者的经历、认知和生活问题可能会影响他们看待强直性脊柱炎，并影响最终的得分。因此，患者的体格检查、客观的评分（如炎症指标）提示疾病有所改善，但是主观性的评分（如疼痛）却可能加重。临床上应该将疾病活动性评价的检查指标与患者自我评估综合起来,以达到对患者疾病状态的全面理解。

强直性脊柱炎新疾病活动指数(ASDAS)评分也是评价强直性脊柱炎活动度指标之一,目前也有研究认为,ASDAS评分与BAS-DAI评分相比,与生物学标志物的相关性更好,可能是衡量强直性脊柱炎患者活动度的更准确的评分。

 评价强直性脊柱炎活动性指标有哪些

(1) 目前临床上判断强直性脊柱炎活动的常用指标有:晨僵≥30 min;因疼痛、僵硬而影响睡眠;外周关节炎;红细胞沉降率(ESR)≥30 mm/1 h(魏氏法);C-反应蛋白≥20 mg/L;血清 IgA≥3.9 g/L;脊柱痛;正常呼吸时胸痛或颈活动时疼痛或僵硬;昼或夜间双臀痛。

(2) BASDAI:要求患者对过去 1 周的疲劳、脊柱痛、外周关节痛、局限性压痛、晨僵时间和程度五大症状的 6 个项目进行评价。1~10 分的视觉模拟量表(VAS)评分:无为 0 分,严重 10 分,晨僵2 h 为 10 分,晨僵时间和程度的平均分为晨僵得分,5 个项目共计50 分,除以 5 换算成 0~10 分。

A. 过去 1 周你感受到的疲劳/困倦的总体程度?

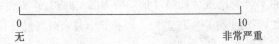

0   10
无   非常严重

B. 过去1周你感受到的颈痛、背痛和髋痛的总体程度？

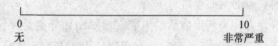

C. 过去1周你感受到的其他关节疼痛/肿胀(不包括颈痛、背痛和髋痛)的总体程度？

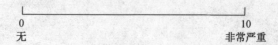

D. 过去1周你感受到的由于触痛或压痛导致不适的总体程度？

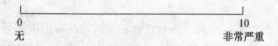

E. 过去1周在清醒后你感受到的晨僵的总体程度？

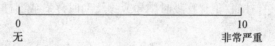

F. 当你清醒后，晨僵持续多长时间？

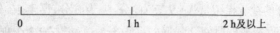

BASDAI评分＝0.2[A＋B＋C＋D＋0.5(E＋F)]。

(3) BAS-G：在参考 BASDAI 等方法的基础上，进一步简化，将强直性脊柱炎的整个病情评估归纳为两个问题，要求患者在0～10分的(VAS)上分别标出过去1周和6个月中对自己病情状况的整体估计。

A. 过去1周强直性脊柱炎对自己身体整体状况的影响?

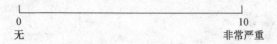

B. 过去6个月强直性脊柱炎对自己身体整体状况的影响?

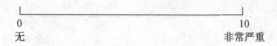

67 评价强直性脊柱炎功能状态指标有哪些

在强直性脊柱炎病情的综合评价中,功能状况与疾病活动性同样重要,两者既有区别又有联系。同样是对疾病的评价,功能评价说明的是患者的健康状况,而疾病活动性偏重于疾病的发展变化。

(1) BASFI:要求患者对过去1个月来完成相关活动时的难易程度在0~10分的 VAS 上标出。

A. 无需别人帮助或辅助器材,穿袜子或贴身衣服。

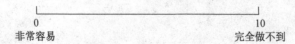

B. 无需辅助器材,向前弯腰从地上拾取钢笔。

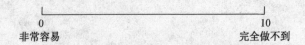

C. 无需别人帮助或辅助器材,从较高的储物架上取物。

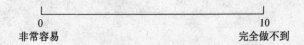

D. 无需用手或别人帮助,从没有扶手的椅子上站立起来。

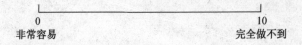

E. 无需别人帮助,平躺在地板上站立起来。

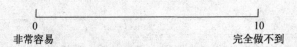

F. 不改变姿态,无任何辅助支撑地站立 10 min。

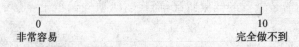

G. 不用扶手或其他辅助器材,一步一台阶地走 12～15 级台阶。

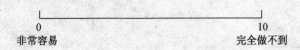

H. 不用转身而转头向后看。

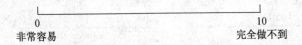

    0   10

 非常容易   完全做不到

I. 完成体力活动。

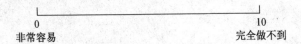

    0   10

 非常容易   完全做不到

J. 完成一整天的家务和工作。

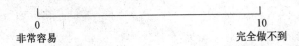

    0   10

 非常容易   完全做不到

BASFI 评分 = (A+B+C+D+E+F+G+H+I+J)/10。

(2) BASMI：包括 3 分法、11 分法和线性函数

① BASMI 3 分法。得分为各项得分的总和。

BASMI 3 分法

项　　目	轻度(0 分)	中度(1 分)	重度(3 分)
颈部旋转(左、右平均值)	>70°	20°~70°	<20°
耳壁距(左、右平均值)	<15 cm	15~30 cm	>30 cm
腰部侧弯(左、右平均值)	>10 cm	5~10 cm	<5 cm
腰部弯曲(修订的 Schober)	>4 cm	2~4 cm	<2 cm
踝间距	>100 cm	70~100 cm	<100 cm

② BASMI 11 分法。得分为各项的平均分。

BASMI 11 分法

项目	腰部侧屈 (cm)	耳壁距 (cm)	改良 Schober(cm)	踝间距 (cm)	颈部旋转 (°)
0	≥20	≤10	≤7.0	≥120	≥85
1	18～20	10～12.9	6.4～7.0	110～119.9	76.6～85
2	15.9～17.9	13～15.9	5.7～6.3	100～109.9	68.1～76.5
3	13.8～15.8	16～18.9	5.0～5.6	90～99.9	59.6～68
4	11.7～13.7	19～21.9	4.3～4.9	80～89.9	51.1～59.5
5	9.6～11.6	22～24.9	3.6～4.2	70～79.9	42.6～51
6	7.5～9.5	25～27.9	2.9～3.5	60～69.9	34.1～42.5
7	5.4～7.4	28～30.9	2.2～2.8	50～59.9	25.6～34
8	3.3～5.3	31～33.9	1.5～2.1	40～49.9	17.1～25.5
9	1.2～3.2	34～36.9	0.8～1.4	30～39.9	8.6～17
10	≤1.2	≥37	≥0.7	≤30	≤8.5

③ BASMI 的线性函数。得分为各项的平均分。

BASMI 的线性函数

函数	变量
$s=(21.1 \text{ cm}-A)/2.1 \text{ cm}$	腰部侧弯(左、右平均值)
$s=(A-8 \text{ cm})/3 \text{ cm}$	耳壁距(左、右平均值)
$s=(7.4 \text{ cm}-A)/0.7 \text{ cm}$	腰部弯屈(改良 Scbober 试验)
$s=(124.5 \text{ cm}-A)/10 \text{ cm}$	踝间距
$s=(89.3°-A)/8.5°$	颈部旋转

68 强直性脊柱炎 ASAS 评分的意义是什么

ASAS 评分是评价药物治疗或定期随访前后比较的评价体系。目前采用 ASAS 评分（ASAS20、ASAS40、ASAS70）来评价疗效。

ASAS20 的定义是：患者在以下方面至少有 3 项有 20%的改善，或者改善幅度至少有 10 个单位（VAS 评分），下述 4 个指标中没有能达到 20%改善的一项与基线相比无恶化：

（1）患者总体 VAS 评分；

（2）患者评估的夜间背痛和总体背痛 VAS 评分；

（3）强直性脊柱炎功能指数；

（4）炎症反应：BASDAI 中最后 2 项与"晨僵"有关的 VAS 平均得分。

ASAS40、ASAS70 采用相同的标准分别定义为：40%及 70%的提高。

69 哪些人容易患强直性脊柱炎

1. 有过家族史，即家族内有人曾患过脊柱关节炎

有过脊柱关节炎（包括强直性关节炎和银屑关节炎等）的家族史，是强直性关节炎的重要发病风险因素。

2. HLA-B₂₇基因检测阳性

HLA-B_{27}基因属于人类白细胞抗原基因,很多研究表明,该基因与强直性脊柱炎关联密切。绝大多数强直性脊柱炎患者(约90%以上)在检测这个基因时都显示阳性。但也要注意,并不是有这个基因表达就一定会得病。当检测出 HLA-B_{27}基因阳性后,一定要到专科检查进一步评估诊断。

3. 曾有过胃肠道感染病史

有研究报道,强直性脊柱炎的发生可能与胃肠道感染有密切的关系。肠道曾经感染过沙门氏杆菌、志贺杆菌和弯曲杆菌的人,会增加患强直性脊柱炎的可能性,同时,如果还携带相关易感基因,那患者强直性脊柱炎风险就会大大增加。

强直性脊柱炎是慢性炎症性疾病,病程较长,早期诊断有一定困难,当患者有相关临床症状时,一定要到正规医院专科医师就诊,进行实验室检查和影像学评估。如能早期分类诊断,对强直性脊柱炎的治疗和延缓进展都有很重要的作用。

 70 强直性脊柱炎预后不良因素有哪些

患者有以下不良预后因素者要早期积极治疗:①起病年龄≤16岁的男性;②早期髋关节受累;③强直性脊柱炎活动性指数≥2.1,BASDAI 或血清 C-反应蛋白、红细胞沉降率、血小板、免疫球蛋白 A 明显升高;④非类固醇消炎药治疗 2 周仍不能控制疼痛症状;⑤外周寡关节炎,伴或不伴腊肠样指(趾);⑥吸烟者;⑦合并有关节外症状如高血压、冠心病、糖尿病、慢性阻塞性肺疾病或脊柱骨折等其他并发症。

强直性脊柱炎是否有生命危险

强直性脊柱炎是一种慢性炎症性疾病,随着病情的发展会造成脊柱畸形和髋关节等活动障碍,疾病本身不会有生命危险。一定要在专科医师指导下进行治疗,控制症状,防止病情进一步进展。

虽然强直性脊柱炎目前暂无根治的办法。不过这是一种良性疾病已成共识。通过服用非类固醇消炎药物或生物制剂等药物可以减轻疼痛、改善睡眠和疲劳等不适症状,部分药物可以阻滞疾病进展,保护关节功能。同时配合适当的功能锻炼,早期的患者可以得到较好的康复,是能够继续正常工作,生儿育女,愉快生活的。晚期患者也能最大程度地减少关节畸形的发生。因此,强直性脊柱炎患者无论何时都应保持积极的心态,接受正规治疗,在用药的基础上配合适合个体的功能锻炼。这样,关节就能保持良好的功能状态,大多数患者都可以像正常人一样生活、工作、成立家庭、生儿育女。只有少数患者会表现出持续性疾病活动,若未积极治疗,在20年间会逐渐出现驼背、颈部强直、转头转身困难等残疾。

随着医学技术的发展,全髋关节置换术现在已经越来越成熟,这类手术能够改善这些患者的髋关节强直融合,部分恢复关节正常功能。该病的早期诊断和治疗可改善预后,因此,患有强直性脊柱炎的患者心理上要重视疾病,心态上要充满信心,行动上要积极配合专科医师的治疗。

 72 强直性脊柱炎主要危害有哪些

1. 髋关节受累

强直性脊柱炎是一种慢性炎症疾病,主要侵犯骶髂关节等中轴骨骼及外周关节,可引起疼痛、晨僵、活动受限等症状,严重者可出现关节强直。强直性脊柱炎累及髋关节的患者占 30%~50%。随着病情的发展,髋关节受累会导致髋关节融合或股骨头坏死,从而丧失关节功能,造成残疾。由于髋关节受损而致残的患者占强直性脊柱炎患者总数的 15%~20%,其中约 50%左右的患者可维持工作和生活能力。外周关节受累相比髋关节受累影响程度较轻,部分也可引起关节破坏或残疾。因此,强直性脊柱炎患者有髋部疼痛者,需要重视。

2. 致残率

强直性脊柱炎多数最先侵犯骶髂关节,然后沿脊柱逐渐向上发展,可累及腰椎、胸椎、甚至颈椎。随着病情的进展,关节软骨会被破坏,关节间隙逐渐狭窄,周围肌肉屈曲挛缩,脊椎韧带骨化,最后发生骨性强直畸形。关节附近出现骨质破坏和增生,导致关节进行性破坏及脊柱活动功能受限,如果不及时控制病情的发展,椎间盘、关节突和椎体间韧带均可能发生骨化。在 X 线片上显示特征性的"竹节状"骨性强直,造成不同程度的驼背畸形和颈椎强直。

3. 家庭负担

强直性脊柱炎多发于青壮年男性,患者除了自己的生活受到影响,对家庭也会造成较大的影响。强直性脊柱炎目前尚无根治的方法,长期的药物治疗及晚期手术治疗均给患者的家庭经济带来很大负担。如果强直性脊柱炎患者早期没有及时控制病情,晚期可能会造成残疾,不仅丧失工作能力,生活也不能自理,进一步增加患者家庭的经济负担。因此,建议强直性脊柱炎患者一定要尽量早期诊断和治疗,恢复正常人的工作和生活。

第五章

强直性脊柱炎的非药物治疗

强直性脊柱炎的非药物治疗是治疗强直性脊柱炎和脊柱关节炎的基础,是药物治疗的重要补充,是贯穿治疗始终的终身治疗方案。它包括患者教育、戒烟、加强运动锻炼、针灸、理疗和心理疏导等。

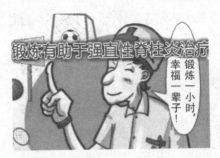

患者对疾病的正确认识。强直性脊柱炎很少影响内脏器官,不影响患者寿命。虽然不易治愈,会带来痛苦,只要我们有信心,积极面对,现代医学的进步给我们创造了很多治疗机会,已有多种药物能够治疗强直性脊柱炎。况且,强直性脊柱炎自身就有发作/缓解的特性,所以,我们总有机会战胜它。

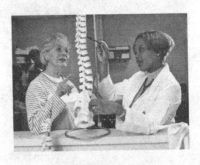

加强患者对疾病的认识

为什么强直性脊柱炎患者要戒烟

很多患者以为吸烟只是个人的生活习惯,最多只是影响肺,而对强直性脊柱炎并没有什么影响。这是错误的想法。吸烟会加重患者内脏器官的负担,一定程度上加重了该病的病情。吸烟对人体最大的危害是肺部,由于强直性脊柱炎患者常有胸廓扩张活动度受限,因此,戒烟是非常有必要的。同时,吸烟还会降低免疫力,尼古丁也可能导致机体免疫失衡而诱发强直性脊柱炎的发生。

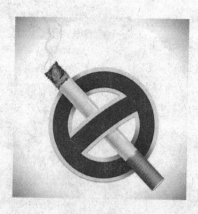

必须戒烟

80 强直性脊柱炎百问

运动疗法是针对疾病的特点,选择不同体育锻炼手段或通过增加体育运动量来进行防病治病的方法。运动疗法包括各种主动和被动运动。与其他疗法相比,运动疗法具有以下特点:

① 是一种主动疗法,它需要患者积极主动参与,认真坚持锻炼,以此来训练和提高自我控制能力。

② 是一种全身疗法,运动疗法所引起的整体性生理效应,既对局部病痛有治疗作用,又对全身及各内脏器官产生积极影响。

③ 是一种恢复功能的疗法,经常从事体育锻炼的人,其精力、体力、内脏功能以及抵抗力、适应力均比不常锻炼者强。

④ 是一种防病手段,运动锻炼可以增强人体抵抗力、增强体质。因此,运动疗法在治疗疾病的同时也有防病的效果。

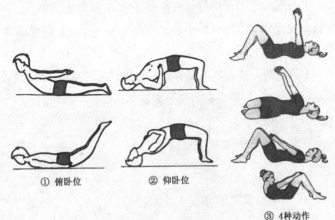

① 俯卧位　　② 仰卧位　　③ 4种动作

强直性脊柱炎的运动疗法

(1) 运动可促进全身和局部关节的血液循环,有利于炎症的消退,可缓解疼痛,改善机体的营养状态,加速组织的修复能力。

(2) 运动可有效活动关节囊和韧带,松解关节粘连,增强组织的柔韧性和顺应性,提高脊柱及四肢关节的关节活动度,减轻晨僵症状,防止关节短缩,预防或延缓畸形的发生。

(3) 通过肌力训练,可提高腹直肌、腰背肌和肩带肌的肌力,缓解肌肉痉挛,减轻疼痛,防止肌肉萎缩,从而恢复肌肉关节的正常功能,改善受累关节的活动。

(4) 运动训练充分发挥膈肌和肋间肌对胸廓呼吸功能的代偿作用,同时,加强训练胸式呼吸,可改善肋椎关节的活动功能,提高胸廓活动度。

(5) 适度的运动可维持骨密度和强度,防止骨质疏松。

(6) 长期规律的运动训练可提高全身耐力,提高患者生活质量。

(7) 规律的运动训练可培养患者科学锻炼的意识,调动患者战胜疾病的积极性,增强患者对疾病康复的信心。

目前使用于治疗强直性脊柱炎的运动疗法主要有中国传统运动、功能锻炼、有氧运动等。

（1）太极拳、八段锦等中国传统运动，具有"调身""调息""调心"相结合的特点，是躯体运动、呼吸运动和集中思维的锻炼的有机地结合，具有调整和增强身体功能的作用，适宜于强直性脊柱炎患者的长期锻炼。

（2）功能锻炼是运动疗法中的一种重要疗法，是根据患者需要选择动作、作用部位和运动量的运动疗法。功能锻炼以患者的自主运动为主，同时结合被动运动，具有针对性强、适应面广的优点，一般可分为家庭功能锻炼、小组康复锻炼和住院康复锻炼。家庭功能锻炼一般是患者在经过康复治疗师培训后，在家自行进行锻炼，是一种简便、价廉的方法。包括活动度的维持锻炼（颈椎、胸椎、腰椎），主要肌群（竖脊肌、肩肌、髋部屈肌、股后肌群和股四头

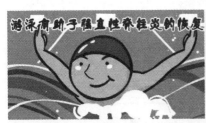
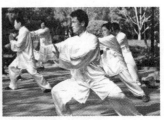

常用的运动疗法

肌)的伸展运动,还有呼吸运动(撅唇呼吸、腹式呼吸、胸式呼吸、胸腹同步运动),一般每次 20～30 min,每天 2～3 次。小组康复锻炼内容与家庭锻炼相似,不同的是每次锻炼均在康复治疗师的监督、指导下进行。住院康复治疗是在专业的物理治疗师监督、指导下进行康复锻炼治疗,对于无法正常生活的患者,住院康复锻炼是很重要的,它能快速减轻疼痛、僵硬,改善活动度、生活质量,物理治疗师也可以帮助评估患者需要的辅助设备。

(3) 有氧运动的特点是强度低,有节奏,持续时间较长。该运动疗法要求每次锻炼的时间不少于 30 min,每周坚持 3～5 次。包括步行、游泳、骑自行车等。其中尤以游泳这种非负重运动,更适合强直性脊柱炎患者。既锻炼躯干四肢肌肉,又增强心肺功能。

78　强直性脊柱炎患者在运动过程中的注意事项

(1) 要掌握运动方法,运动量因人而异。建议在不负重的情况下进行运动锻炼,体力不好的患者可在床上进行运动锻炼。

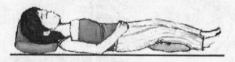

仰睡:枕头高度适中,膝下垫枕头,减轻腰部压力

休息时保持各关节功能位置

（2）要避免一个动作维持太长时间，不可久坐或是久站，要经常更换姿势。

（3）患者要经常休息，不可运动量过大，可提供软枕、低枕及硬板床以保持各关节的功能位置。

（4）运动要持之以恒。每天运动时间可以不用很长，但要坚持每天锻炼。

 79 强直性脊柱炎患者的心理护理

强直性脊柱炎的患者本身会遭受病痛的折磨，心理上也会出现相应的一系列问题，如抑郁、躁狂、睡眠障碍、兴趣丧失等。作为家属、朋友，这时候要理解患者，给予患者关爱与帮助，要向患者进行健康教育，使其对疾病有正确的了解。鼓励患者树立战胜疾病的信心。

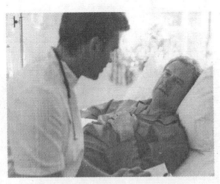

加强对患者的关爱与帮助

强直性脊柱炎患者日常生活中的注意事项

(1) 对患者及其家属进行疾病知识的宣讲是整个计划中不可缺少的一部分,患者对疾病有了正确的认识,这有助于患者主动参与治疗并与医师合作。长期治疗还应该满足患者的社会心理和康复的需要。

(2) 劝导患者要合理和坚持进行体育锻炼,增强椎旁肌肉和增加肺活量,游泳是很好的有效辅助治疗方法之一。

(3) 站立时,应尽量保持挺胸、收腹和双眼平视前方的姿势。坐姿也应保持腰背直立。应睡硬板床,多取仰卧位,枕头要矮,避免促进屈曲畸形的体位,一旦出现上胸或颈椎受累,应不用枕头。

(4) 对疼痛或炎性关节或软组织给予必要的物理治疗。

(5) 建议吸烟者戒烟,患者吸烟是功能预后不良的危险因素之一。

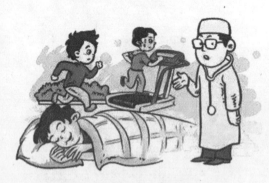

合理安排日常生活

81 强直性脊柱炎的中医治疗

中医治疗强直性脊柱炎方法多样,疗效显著且不良反应少见,是治疗强直性脊柱炎的常用的疗法。

(1) 针刺疗法:使用针具或非针具,通过一定的手法或方式刺激机体的一定部位(腧穴),从而达到治疗疾病的方法。

(2) 艾灸疗法简称灸法:是运用艾绒或其他药物,点燃后作用于体表特定穴位或特殊部位以达到治疗目的的一种治疗方法,广义的灸法不仅指采用艾绒等为主烧灼、熏熨体表的方法,还包括一些非火源的外治方法。目前常用于治疗强直性脊柱炎的为督灸,它是指于督脉的脊柱段(大椎穴至腰俞穴)施以"隔药灸"并使之发泡的一种中医特色外治疗法,亦称长蛇灸、督脉铺灸等。

(3) 中药外治法:通过药物的渗透性和皮肤的吸收功能,再通过经络、脏腑的调衡,或直接作用于局部病灶而起到全身或局部的治疗的作用。运用于治疗强直性脊柱炎常见的有中药贴敷疗法、中药熏洗疗法、中药离子导入法、中药气疗雾化透入疗法等。

第六章

强直性脊柱炎的药物治疗

82 强直性脊柱炎/脊柱关节炎的就诊科室

　　客观地说,有循征医学证据证明治疗强直性脊柱炎/脊柱关节炎有效的药物并不多。强直性脊柱炎/脊柱关节炎是慢性炎症性疾病,病情反复迁延,易给患者带来身心痛苦。患者容易丧失治疗信心,也特别容易被一些不法游医用些"包治百病"的方法诱骗。故患者应相信科学,到有资质的正规三甲医院关节骨病外科或风湿免疫科就诊。

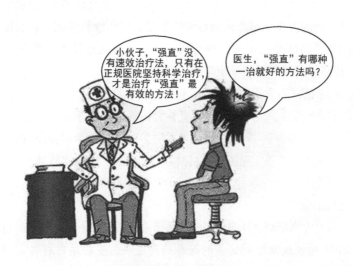

指导患者到正规医院治疗

(1) 非类固醇消炎药:这是治疗强直性脊柱炎的基础用药,不论在疾病的初期还是晚期都能应用。具体药物包括布洛芬、双氯芬酸、吲哚美辛、美洛昔康,塞来昔布等。每个人对药物反应有差异,若足量应用一种药物2周的时间仍感到症状改善不明显,可换另外一种药物再试试。若两种以上足量应用2周都不能达到应有的效果,则视作对非类固醇药物无效。

(2) 改善病情抗风湿药:可用于治疗外周型脊柱关节炎/强直性脊柱炎的改善病情类药物是柳氮磺胺吡啶和沙利度胺。后者由国内专家倡导并逐步被广泛应用。但由于有造成胎儿畸形的先例,故备孕父母和怀孕母亲是禁用的。

(3) 糖皮质激素:全身应用(包括口服和静脉或肌内注射)糖皮质激素类药物在脊柱关节炎/强直性脊柱炎患者是禁止的,只有在局部关节明显肿痛,其他药物效果不明显时才给予局部应用,而且每年不能超过2次。在强直性脊柱炎出现急性虹膜睫状体炎、炎症性肠病性关节炎等并发症和(或)全身症状时,可考虑口服或静脉或局部应用。

(4) 生物制剂:目前仍是脊柱关节炎、强直性脊柱炎改善病情药物中,循证医学证据最多的推荐药物之一。主要是各种针对肿瘤坏死因子 α(TNF-α)的拮抗剂,包括肿瘤坏死因子受体融合蛋白和单克隆抗体两大类。2018年,针对白介素-17抑制剂的生物制剂类药物也走向前台,被允许用于治疗脊柱关节炎、强直性脊柱炎。其他类型的脊柱关节炎如银屑病关节炎、肠病性脊柱关节炎等都有各自能用和不能用的新型生物制剂。

（5）传统中药类药物：中药和（或）中成类药物治疗强直性脊柱炎在国内仍有广阔前景，有些由于缺乏有价值的循证医学证据，未得到国内外相应专业机构的推荐。故需在国家认定的三甲医院中医科风湿、关节外科和（或）骨科专家指导下应用。

 84 **非类固醇消炎药该如何服用**

规律服用非类固醇消炎药超过 1 年的患者能持续减轻疼痛及改善其功能。此外，更有证据指出，长期连续服用非类固醇消炎药能减缓影像学上发现的病变。虽然如此，考虑到非类固醇消炎药带来的心脑血管及胃肠道不良反应，建议患者在最短的疗程内使用最小的有效剂量进行治疗。

一般情况下，非类固醇消炎药的药效会在 1～2 周内达到最大值。有时可能需要更长时间用药（约 6 周）才能发现最佳剂量。有些对某些非类固醇消炎药不敏感的患者，可能对另一种药物敏感。因此，必须在最大剂量下轮流尝试多种药物。

按照法国的指南，如果患者本身没有非类固醇消炎药禁忌证，而连续应用 3 种药物以上，在可耐受剂量下连用 3 个月无效，则说明非类固醇消炎药治疗失败。而据英国国家优化卫生与保健研究所发布的指南，若患者应用 2 种药物以上，在最大剂量下连用 4 个周无效，则表明该患者存在非类固醇消炎药抵抗。

最新版国际强直性脊柱炎学术会议上发布的指南也沿用了上

述标准,而此前的指南则要求患者连续服药 3 个月无效。对非类固醇消炎药治疗无效而处于疾病活跃期(疾病活动性指数≥4)的患者,应当开始肿瘤坏死因子阻滞剂治疗。

 85 **非类固醇消炎药的常见不良反应**

药物不良反应是指服药者因服某种药物而发生的不适和不良后果,包括各种患者的自觉症状及化验检查所发现的异常变化。每种非类固醇消炎药的不良反应不尽相同,总体来看,有以下几类:

(1)过敏反应:如过敏性皮炎,表现有丘疹、斑丘疹、荨麻疹、水疱、黏膜糜烂、固定性药疹、红皮病、剥脱性皮炎及药物热等。

(2)胃肠道反应:表现出纳差、呃逆、恶心、呕吐、上腹疼痛,严重者可出现消化道溃疡、出血甚至穿孔。

(3)血液系统:表现为白细胞减少、红细胞减少、血小板减少甚至再生障碍性贫血。

(4)水钠潴留及心血管异常:表现为水肿、尿少、头晕、头痛、高血压及心慌、心悸。

(5)听力障碍:表现为耳鸣、听力下降和眼球震颤等。

(6)肝功能损害:如谷-丙氨基转移酶和谷-草氨基转移酶增高、黄疸和急性中毒性肝炎等。

(7)肾脏损害:可引起间质性肾炎、肾乳头坏死、血尿素氮及肌酐水平升高及尿检有血细胞、管型或蛋白尿等。

（8）神经系统：可引起头晕、耳鸣、周围神经炎、味觉异常或无菌性脑膜炎。

86 如何防治非类固醇消炎药的不良反应

尽管非类固醇消炎药物有这么多的不良反应，但患者不能因噎废食，不良反应毕竟发生在少数患者，况且通过合适的方法可以大大减少这些不良反应的发生。常采用的方法如下：

① 为了预防对胃肠道的刺激，多数非类固醇消炎药都应在饭后服用或与饭同服，切忌空腹时服用。

② 有胃肠反应不能耐受时，可加用保护胃黏膜的药物如硫糖铝、施维舒和胃速乐等，以减轻症状，但可能会降低非类固醇消炎药物的疗效。采用药物的缓释剂或栓剂也可明显减少胃肠道不适，如芬必得、扶他林缓释剂、消炎痛缓释微囊及消炎痛栓等。

③ 有轻度皮肤瘙痒或皮疹等过敏反应者，可加用赛庚啶、扑尔敏或敏迪；症状较重者应停药。

④ 出现高血压或水肿时，可加用小剂量利尿药或换用非同一种结构的消炎药。

⑤ 用药期间定期检查肝肾功能和血尿常规，有轻微的肝功能损害者，可加用保肝药物如肝泰乐和肝得健等，若发生严重的肝、肾或血液系统损害时，应立即停药。

87 强直性脊柱炎患者如何选择非类固醇消炎药

非类固醇消炎药物的化学结构不含去氧皮质酮,为了与皮质激素类消炎药物相区别,故称为非类固醇消炎药物,又称为非激素类消炎药。选择非类固醇消炎药物时,应考虑如下因素:

(1) 药物:如药物的疗效、安全性、剂量、剂型、价格、类型、耐受性、方便性和依从性等。

(2) 患者的病史:如个体差异性、疾病种类、症状类型、年龄、伴发疾病、并用药物、是否妊娠、药物反应及心理状态等。

(3) 患者的症状:一般来说,如果强直性脊柱炎患者年龄不大,又无溃疡病、肝、肾及其他器官功能不全等禁忌证者,可首选消炎痛胶囊或栓剂、阿西美辛等。有溃疡病史者或胃肠耐受性差者应选择倾向性或特异性环氧化酶-2抑制剂如塞来西布(西乐葆)、美洛喜康(莫比可)、舒林酸(奇诺力)和萘丁美酮(瑞力芬)等。还可应用具有保护胃黏膜成分米索前列醇和消炎成分双氯芬酸钠的复合制剂,如奥湿克等。具体用法为消炎痛 25 mg,1 日 3 次,饭后即服。对夜间痛或晨僵明显者,晚睡前加用消炎痛栓 50 mg 或 100 mg;阿西美辛 30 mg,1 日 3 次;阿西美辛缓释剂(优妥)90 mg,1 日 1 次;双氯芬酸钠(扶他林)75 mg,1 日 2 次;双氯芬酸钠缓释剂(英太青)50 mg,1 日 2 次;舒林酸(奇诺力)0.2 g,1 日 2 次;萘丁美酮(瑞力芬)1 g,1 日 1 次,美洛昔康(莫比可)15 mg(2 片),1 日 1 次等。这些非类固醇消炎药物现在有很多种新品,成分、作用机制及疗效都相似,具有疗效好和安全性高的特点,患者可选用。但对于各个患者的最佳选择则要因人而异,强调个体化原则。如某一种消炎药物对患者有良好疗效,而无药物不良反应,则应继续维持治疗,至下背和关节疼痛、发僵或关节肿胀完全控制,通常疗程在3个月左右,以后可减少药物剂量,以最小有效量巩固治疗,维持一段无症状期后可酌情停用消炎药物。短期服药症状改善后,如过快停药,不利于达到消炎效果,也容易引起症状复发。一般来说,经治疗几周后,疗效不佳或出现不良反应者,最好改用非同一种结构的其他药物。在用药过程中,注意不要两种以上的非类固醇消炎药合并应用,也不能和激素类药物同用。以防药物不良反应,如消化道出血、溃疡病等。尤其给老年患者时,需保持警惕,以防出现药物性溃疡,且溃疡面大,无疼痛、易穿孔和出血,严重者危及生命,故应特别谨慎用药。

(88) 能够改变强直性脊柱炎/脊柱关节炎病情的药物

过去治疗强直性脊柱炎都是沿用治疗类风湿关节炎的药物。进一步对这两种疾病发病机制的研究发现,强直性脊柱炎较类风湿关节炎发病机制复杂得多。除二者相同的关节及其周边组织细胞因子侵入、骨质破坏以外,强直性脊柱炎随后还会有骨质增生的阶段。所以,很多治疗类风湿关节炎的药物对强直性脊柱炎早期可以有效,但总体讲疗效不肯定或无效。目前有循证医学证据,得到国际国内公认的对强直性脊柱炎有用的改善病情药物是柳氮磺胺吡啶,但只对以外周关节病变为主的强直性脊柱炎/脊柱关节炎有效。国内学者对沙利度胺在强直性脊柱炎发病机制的研究及临床治疗疗效和不良反应上的探讨,也得到很多医师的响应。

89 柳氮磺胺吡啶的作用是什么

在治疗强直性脊柱炎的二线药物中,柳氮磺胺吡啶应该是目前使用最广泛的治疗药物之一,其抗肠道感染和治疗溃疡性结肠炎的作用早已被公认。同时,强直性脊柱炎与炎症性肠道感染在发病机制上有一定的关联,因此,柳氮磺胺吡啶的消炎作用机制可能是通过抑制肠道中的某些抗原物质发挥作用的。

多项研究发现,柳氮磺胺吡啶对缓解外周关节炎的症状和滑膜炎有一定的疗效。一项荟萃分析结果发现,通过柳氮磺胺吡啶治疗后,强直性脊柱炎患者的晨僵时间下降了 28.2%、晨僵严重程度下降了 30.6%、患者总体评价和疼痛程度分别下降了 7.5% 和 26.7%。在接受柳氮磺胺吡啶治疗的强直性脊柱炎患者中发生的不良反应主要有腹泻、上腹痛,偶有贫血和白细胞下降,因此,建议开始治疗时,要每月检查 1 次血常规。

90 沙利度胺的作用是什么

　　早在 1954 年,瑞士一家药厂研发了沙利度胺,但没有发现确实的临床疗效,便停止了对此药的研发。后来,联邦德国的制药公司发现沙利度胺(商品名反应停)有一定的镇静安眠作用,而且对孕妇早期的妊娠呕吐疗效极佳,该公司在 1956 年正式将沙利度胺推向了市场。此后不久,"反应停"变成了"孕妇的理想选择",被医师大量处方给孕妇以治疗妊娠呕吐。但是,随后发现服用"反应停"的孕妇出现了大量的异常妊娠,导致了 12 000 名新生儿出现"海豹胎"。1961 年,"反应停"因为严重的致畸作用而彻底退出了市场。

　　直到 1998 年,美国食品及药物管理局在医学界的强烈要求和大量临床试验的有力支持下,批准将"反应停"用于治疗麻风性结节性红斑。国内,在临床医师的严格指导下,"反应停"主要用于治疗麻风病和血液系统肿瘤,目前也证明了对强直性脊柱炎有控制病情的作用。有研究者观察 30 例难治性男性强直性脊柱炎患者接受沙利度胺(200 mg/d)为期 1 年治疗的开放性试验,结果 26 例患者完成了试验,在评价强直性脊柱炎的 7 个主要指标中有 80% 的患者病情改善 >20%。沙利度胺常见的不良反应有:口鼻黏膜干燥、头晕、倦怠、嗜睡、恶心、腹痛、便秘、面部水肿、面部红斑、过敏反应及多发性神经炎。现在,沙利度胺受到了越来越多临床医师的认可,其也被称之为"穷人的生物制剂"。

91 什么是生物制剂

生物制剂是利用分子生物学技术制造出的生物靶向治疗药物。靶向治疗就是指药物有针对性地与引起疾病发病的不同特异性环节(靶点)发生作用,从而阻断疾病的发生发展,同时对正常组织影响较小,在提高疗效的同时,可以大幅度减低患者发生不良反应的风险,是目前最理想的治疗模式。恶性肿瘤靶向治疗已为人熟知,良性疾病中应用靶向治疗最成功的领域就是自身免疫性疾病,最有效的疾病就是强直性脊柱炎和类风湿关节炎。经前期实验室无数次失败的大量基础研究发现,肿瘤坏死因子与强直性脊柱炎疾病的发生发展有直接联系。故科学家们研制出能抑制肿瘤坏死因子(TNF)的各种制剂如单克隆单体和受体融合蛋白(后者通俗地说,就是先占领了肿瘤坏死因子受体,使得体内的"坏分子"——肿瘤坏死因子无法与其受体结合而发挥生理病理作用)。经过将近20年的临床应用(第一个肿瘤坏死因子受体融合蛋白,依那西普1998年上市),已证明其有效性和安全性。

人体是精细和复杂的,尤其是其免疫系统。当我们发现肿瘤坏死因子是导致强直性脊柱炎发病的"坏分子"时,并不很确切地知道,其实在精细繁复的免疫分子网络中,它在抗感染免疫尤其是对抗结核病和抗病毒感染中的正向作用。当实际治疗患者后发现,在原来有结核病或潜在结核的患者中,结核的复发率增加了,病毒携带者体内的病毒也可能被激活。好在目前治疗结核病和病毒感染,尤其是对肝炎病毒感染,都有相应的有效药物。故我们在应用这些生物制剂之前,须先查明患者是否存在这些潜在的危险因素。

还有一点是,肿瘤坏死因子这个名字很可怕。是否与恶性肿瘤有关? 用药后是否会生恶性肿瘤? 这些都是名称惹的祸。故现在呼吁修改名称的越来越多。近20年循征医学研究的结果显示,目前还没有证据表明应用肿瘤坏死因子拮抗剂会导致恶性实体肿瘤发生率增高。血液系统肿瘤尤其是淋巴瘤似乎有增多的倾向。实践中我们掌握的原则是,诊断实体肿瘤5年内不能应用生物制剂,5年后由专科医师评估后确定。在应用生物制剂前后都要密切警惕淋巴瘤、白血病等血液系统肿瘤存在的可能性。

 92 生物制剂与传统药物有哪些不同的特点

首先,分子量是不同的。现在口服的药物,比如甲氨蝶呤、来氟米特等都是小分子的化学药物,它们结构单一,而生物制剂通常都是生物大分子,是生物蛋白类的药物。另外,生产方式不一样,传统的化学药物主要是化学合成,生物制剂则是利用新型的分子生物学技术发酵生产出来的,它在生产过程中可能用到特定的微生物、细菌等,其生产工艺更复杂、时间更长。

生物制剂都是药物中的"精确制导武器",可以实现对"犯罪因子"的"精确打击"。往往起效快,有效率高、不良反应小。传统慢作用药物则不同,它们如甲氨蝶呤、来氟米特等均是通过抑制这些"犯罪因子"的生成者——淋巴细胞来达到抑制这些"坏分子"的目的,但是抑制了淋巴细胞后,"犯罪因子"生成是减少了,人体需要的"好分子"也一并减少了,因此,带来骨髓抑制、肝功能损害等不良反应,且由于传统药物难以实现"精确打击",故对于一些患者效果不佳。相比于传统药物,生物制剂发生骨髓抑制、肝功能损害等不良反应的可能性也大大降低。但生物制剂由于研发成本高、生产工艺复杂、运输储存要求高、价格昂贵等原因,在一定程度上也限制了它的应用。

 93 治疗强直性脊柱炎的生物制剂有哪几类

目前治疗强直性脊柱炎/脊柱关节炎的生物制剂主要是肿瘤坏死因子拮抗剂(TNFi),我们国内市场上有进口的依那西普、阿达木单抗、英利昔单抗、戈利木单抗;国产上市的依那西普(生物仿制药)如益赛普、强克、安佰诺等不同品种。第二类是抗白介素-17a人类单克隆抗体,中文名是苏金单抗,其第一个适应证是治疗银屑病关节炎和重度以上斑块型银屑病。目前认为对强直性脊柱炎/脊柱关节炎也有效。

94 **生物制剂的常见不良反应有哪些**

　　首先就是感染,如果近期有感冒或者继往有反复的感染史,须慎用生物制剂。因为肿瘤坏死因子拮抗剂使用之后可以降低机体的抗感染能力,尤其是结核、病毒性肝炎的感染。其次就是注射部位的局部反应。第三就是恶性肿瘤的担忧。对于既往有肿瘤病史或肿瘤家族史的患者,不建议选择生物制剂。第四,由于每周2次的皮下注射,有些注射部位过于集中,导致皮肤表面出现硬结、红肿,甚至破溃。注射部位的多点轮换可以避免上述情况。

　　还有一些比较少见的不良反应,如血液系统的异常、神经脱髓鞘病变、心力衰竭。长期应用可以导致自身抗体,可能诱发药物性狼疮。这些不良反应的发生率非常低,在医师指导和严密的监测下,一般都可以避免,如果出现这些异常,及时停药后也可恢复的。

95 **抗肿瘤坏死因子拮抗剂疗效如何**

　　抗肿瘤坏死因子拮抗剂是强直性脊柱炎治疗领域突破性的药物。国内外通过大量的临床研究发现,抗肿瘤坏死因子拮抗剂治疗中轴脊柱关节炎和外周关节病变为主的脊柱关节炎起效迅速,疗效肯定,应用3个月后疼痛和晨僵改善率均达到50%～80%。而且持续应用时间越长,效果越明显,对阻断疾病进展、防止炎症扩散、阻止骨质增生都有显著疗效。但到底需要应用多长时间，还没有定论。可以在控制疾病活动的基础上，密切随访不良反应的前提下，减量维持。

 什么情况下应用抗肿瘤坏死因子拮抗剂

对强直性脊柱炎患者，首先是评估疾病活动性及严重性。若处于疾病活动期，在应用非类固醇消炎药两种足量治疗2～4周后仍然无效，则应及时应用抗肿瘤坏死因子拮抗剂。对以外周关节症状为主要表现的强直性脊柱炎，应首先考虑局部注射糖皮质激素和应用改善病情药物如柳氮磺胺吡啶或沙利度胺。没有证据支持对于中轴强直性脊柱炎患者，在应用抗肿瘤坏死因子拮抗剂或治疗期间，须同时使用改善病情药物如柳氮磺胺吡啶。各种抗肿瘤坏死因子拮抗剂中也无优先推荐。

 目前应用的各种抗肿瘤坏死因子拮抗剂有什么区别

目前国内市场上存在的进口原研的抗肿瘤坏死因子拮抗剂有依那西普、英利昔单抗、阿达木单抗和戈利木单抗。依那西普是针对肿瘤坏死因子受体p75 Fc融合蛋白。其作用是占据肿瘤坏死因子的受体,使体循环中真正的肿瘤坏死因子不能与受体结合而发挥作用。英利昔单抗是人鼠嵌合的第一代单克隆抗体。阿达木单抗是完全人源化的单克隆抗体。单克隆抗体均与体循环中肿瘤坏死因子结合,从而阻断他们的生物活性。

益赛普是第一个国内研制的依那西普,其研发生产几乎与国外同步,并于 2002 年在中国上市,虽属生物仿制药,在国内应用却相当广泛。目前,类似的生物仿制药还有杭州生产的安佰诺和上海生产的强克,均属依那西普仿制药。

虽然很多指南在强直性脊柱炎治疗应用哪种抗肿瘤坏死因子拮抗剂方面没有偏向,可在一些特殊情况下有优选。如强直性脊柱炎病程中并发虹膜睫状体炎时,要用单克隆抗体类抗肿瘤坏死因子拮抗剂,因为抗肿瘤坏死因子融合蛋白有加重虹膜睫状体炎的风险。还有在银屑病关节炎和肠病性脊柱关节炎中,只能用单克隆抗体类抗肿瘤坏死因子拮抗剂如英夫利昔、阿达木和戈利木。

 98 **儿童和老年人对生物制剂的耐受性如何**

目前,用于治疗幼年性强直性脊柱炎使用的生物制剂主要包括依那西普和英夫利昔单抗。数项研究表明,生物制剂对儿童效果显著,而且耐受性好,主要的不良反应是注射部分反应、头痛和腹泻等。老年人同样如此。研究表明对 60 岁以上的人使用生物制剂治疗后,在关节疼痛和髋关节功能评分上有明显改善。但是需要注意的是,如老年人有严重的心力衰竭病史,则一定要根据医师的建议慎用生物制剂。另外,老年人若合并糖尿病、冠心病、慢性阻塞性肺气肿等,由于抵抗力差,在选用时要格外小心谨慎。

 针对伴充血性心力衰竭和心血管疾病患者,使用生物制剂应该注意什么

按美国纽约心脏协会(New York heart association,NYHA)心功能分级,如果是 3 级或 4 级的患者,就不应接受生物制剂治疗。轻度心功能不全患者应谨慎使用生物制剂治疗。患者接受任何生物制剂治疗时,应仔细地监测其心功能不全症状。即使心功能不全的症状和体征稳定,但如果生物制剂治疗的获益非常有限时,需终止治疗。治疗过程中如心功能不全症状加重,则应停止益赛普治疗。总的来说,纽约心脏协会心功能分级为不全 1 级和 2 级者慎用,心功能不全 3 级和 4 级者禁用。

 孕期和哺乳期可以使用生物制剂吗

很多育龄期的强直性脊柱炎患者在病情获得控制和缓解后往往会提出生育的计划,但是很担心妊娠期及哺乳期的治疗是否会存在不良反应和风险。根据 *Ann Rheum Dis* 2016 年 2 月发表的

"欧洲风湿病防治联合会对孕前、孕期和哺乳期使用抗风湿病药物的建议",生物制剂中肿瘤坏死因子拮抗剂在孕早期和孕中期应用是安全的。

　　动物模型显示生物制剂没有致畸性或发生流产的风险,也没有证据显示生物制剂对孕妇和胎儿有明显的伤害,故最新的指南推荐并没有将肿瘤坏死因子抑制剂(tumor necrosis factor inhibitors,TNFi)的生物制剂列为男性和女性备孕期间和孕妇禁用的药物。但是考虑到药物的潜在风险,除非有明确的需要,通常不建议女性在备孕和孕妇期间使用生物制剂。接受生物制剂的患者如果怀孕,建议停用生物制剂,并请向主管医师具体询问,评估治疗风险与收益。哺乳期应用生物制剂时,应先丢弃用药后 4 h 内的乳汁,之后放心哺乳。

第七章 | **强直性脊柱炎的手术治疗**

101 强直性脊柱炎手术治疗的目的

强直性脊柱炎手术治疗的目的是矫正畸形,改善功能,缓解疼痛。强直性脊柱炎患者晚期出现导致明显功能障碍的脊柱后凸畸形,髋、膝关节强直,髋、膝关节疼痛及活动受限,伴有结构破坏的X线征象时,应考虑采用脊柱矫形手术或关节置换手术。手术效果是长期的、稳定的、可靠的。手术应选择在疾病稳定期,术前应告知患者手术目的是治疗强直性脊柱炎导致的严重脊柱畸形和关节功能障碍,而对治疗强直性脊柱炎疾病本身还需坚持内科治疗。

102 强直性脊柱炎颈胸段手术指征

手术适应证包括:①颈胸段严重后凸,颈椎已形成骨性强直;②平视功能严重受限;③下颌骨与胸骨柄接近,无法张口吃饭,日常生活能力严重受限;④颈部严重疼痛;⑤伴神经功能损害,出现神经症状或病理体征;⑥由于颈椎畸形造成椎动脉供血不足,头晕目眩,无法保持平衡;⑦患者有强烈的矫形心理,需要有接受手术风险的心理准备。

103 **强直性脊柱炎颈胸段手术禁忌证**

手术禁忌证包括：①并发其他严重的系统性疾病；②颈椎管狭窄；③患有心、肺、肝、肾脏疾病、贫血、高血压、体质差，年龄过大不能耐受手术的患者；④疾病强烈炎症活动期的强直性脊柱炎患者；⑤合并胸腰椎后凸畸形的病例，应先矫正胸腰段后凸畸形，最后再做颈胸段截骨手术。

104 **强直性脊柱炎胸腰段手术指征**

强直性脊柱炎胸腰段后凸畸形的手术指征为：①矢状面失衡，伴有无持续性疼痛性脊椎炎，保守治疗无效；②髋关节过伸功能良好，但后凸畸形进展致躯干前倾；③后凸畸形＞50°；④功能削弱、严重的进展性胸椎后凸畸形伴平视能力丧失而产生社会和心理影响。

105　　**强直性脊柱炎胸腰段手术禁忌证**

　　强直性脊柱炎胸腰段后凸畸形的手术禁忌证为：①并发其他严重的系统性疾病；②胸腰段椎管狭窄；③患有心、肺、肝、肾脏疾病、贫血、高血压、体质差，年龄过大不能耐受手术的患者；④疾病强烈炎症活动期的强直性脊柱炎患者；⑤合并髋关节强直患者，应先做全髋关节置换手术，再做脊柱后凸截骨矫形术。

106　　**强直性脊柱炎脊柱常用手术技术**

　　强直性脊柱炎手术矫正的方式有多种，无论是国内还是国外的文献都报道了有关强直性脊柱后凸的矫正，最早对强直性脊柱后凸做脊柱截骨矫正畸形的是 Smith Peterson(1945 年)，开始采用椎板截骨术加手法矫正强直性脊柱炎后凸畸形。当时，Smith Peterson 把单纯的椎板截骨术，命名为"脊柱截骨术"(Smith Peterson osteotomy，SPO)，又叫关节突截骨，手术操作方法主要切除棘突，椎板以及关节突，然后压缩后柱，使后柱短缩，完成后凸矫正。一般单节段可获得 10°～15°的矫形。由于受到矫形度数的限制，如果想要得到更大角度的矫形，则要进行多节段的矫形。

　　该截骨方式优点是：①手术操作便捷，截骨量少，术中出血少；②可以双节段进行矫正，术后能使脊柱恢复到圆滑的生理曲度。

该截骨方式缺点是：①闭合后柱截骨面后，前方椎间隙发生一定程度的撑开，因而该截骨方式适合于脊柱前柱骨化不严重、无明显椎间隙狭窄以及无病理性骨折段者；②因为是在多节段操作，所以，硬脊膜破裂以及冠状面失衡的发生率较高；③术后长期融合率较低，会出现矫正度数丢失的情况。因此，该术式适用于后凸角度较小，椎间隙狭窄不明显的病例。

椎弓椎体截骨（predicle subtraction osteomy，PSO）最早源于1949年的"蛋壳技术"（eggshell procedure）。该方法最早也主要用于脊柱矢状面上的畸形，后经多次改良，最后形成如今的典型截骨方式——椎弓椎体截骨。该术式矫正角度最大可达40°，操作主要切除脊柱后方椎板、椎弓根，并楔形切除前方椎体，再闭合后方的截骨面，实现前中柱的骨性接触（bone on bone），该术式属于一种闭合型截骨。在此矫形过程中，矫正的铰链点位于椎体前方骨皮质。椎弓椎体截骨技术不仅短缩了脊柱后柱结构，同时它还使脊柱的前中柱也相应短缩。一方面，短缩截骨可使前中柱都可达到截骨面骨性接触，使脊柱稳定性增加，同时远期脊柱融合率也有所改善。另一方面，如果截骨部位较高（高于腰椎1水平），脊椎后柱短缩明显，必然会造成脊髓形态上的改变，由于脊髓对牵拉刺激非常敏感，有可能会导致严重的神经并发症。椎弓椎体截骨术的优点是矫正度数较大，由于是闭合截骨，截骨面完全接触，稳定性较好。缺点是：手术操作多，术中出血量较大，可能会引起神经并发症。基于这些特点，椎弓椎体截骨术式主要适用于后凸平面低、有椎体明显畸形变的角状弯曲，而对于那些僵硬的长圆形弯曲，以及重度的后凸畸形，则尽量避免使用该方式进行矫形。

全脊柱切除术（vertebral column resection，VCR）是指完整切除1个甚至多个脊柱节段，包括相邻的椎间盘结构。该手术主要切除病变椎体,以及椎体后方的棘突、椎板、关节突和横突,由于前中柱椎体被完全切除,必须对切除位置进行钛笼支撑植骨,保证脊柱的稳定性。理论上,全脊柱切除术技术完全切除了畸形变的椎体,而且前柱按需要进行重建,可以达到同时矫正矢状面和冠状面上畸形的目的,可以用于重度后凸畸形。该术式优点是矫形效果明显,缺点则是手术操作难度大、创伤重、术中出血较多,并且易产生神经损伤并发症。

2011年,王岩报道了脊柱去松质骨截骨(vertebral column decancellation,VCD)治疗后凸畸形,该手术是脊柱去松质骨截骨与椎弓椎体截骨的结合,有学者认为,该手术是扩大蛋壳技术,手术主要操作为:切除病变椎体后方棘突,椎小关节,椎板以及上、下节段的棘突,然后按照"Y"字方式进行截骨操作,首先经椎弓根行楔形截骨,前方顶点位于椎体中后部分,然后行后方闭合,前方张开。该术式是几种方法的集合,后方截骨面闭合有助于后期的骨性融合,截骨量较少也相应的降低了手术风险。

总之,对于强直性脊柱炎脊柱后凸畸形,如今临床上脊柱后凸截骨矫形手术逐渐发展成熟。早期的手术方式存在很大的局限性,矫形度数也不理想,目前的手术方式术后疗效虽然有显著增加,但是手术的难度增大,创伤加大,并发症也有所提高,尤其是血管和神经的损伤,利与弊总是一对无法调和的矛盾。任何手术方式都有优缺点,只有根据每个患者制定合适的手术方式才能将风险降到最低,并且获得理想的效果。所以,在拟采用脊柱截骨矫治严重脊柱侧凸畸形之前,手术医师必须依据患者后凸畸形程度、严重程度、有无神经损害和身体情况选择合适的截骨方式。

107 强直性脊柱炎髋关节手术治疗的目的

　　人工全髋关节置换术是改善患者关节功能和生活质量的最佳选择。当髋关节已经强直于非功能位或重度髋关节畸形,影响工作、生活时,可行人工髋关节置换术治疗。置换术后绝大多数患者的关节痛得到控制,部分患者的功能恢复正常或接近正常。从目前临床随访看,置入关节(陶瓷对陶瓷、陶瓷对超高分子聚乙烯)的寿命90%达20年以上。

108 强直性脊柱炎髋关节手术适应证及禁忌证

1. 适应证
髋关节强直于非功能位,重度关节畸形,影响工作、生活。
2. 禁忌证
(1) 各种急性炎症病变或髋部有感染灶者;
(2) 髋部神经性病变;
(3) 髋部肌力不足;
(4) 重要脏器疾病未得到有效控制者;
(5) 患有精神心理疾病或难以配合治疗者;
(6) 下肢患有严重的血管性疾病;
(7) 血液性疾病;等等。

强直性脊柱炎患者髋关节手术前应做哪些准备

强直性脊柱炎患者累及髋关节时，一般已进展到疾病的中、末期，多数患者有长期服药史，如消炎镇痛药、激素、免疫抑制剂、生物制剂等，但患者往往服药不规律，导致疾病控制情况不一。故拟行髋关节置换手术前应至关节骨病外科、骨科或风湿科医师处就诊，评估疾病活动度、服药情况以及肝肾功能、胃肠道功能、免疫力功能等。

术前应尽量将红细胞沉降率、C-反应蛋白稳定在正常水平，以免影响术后效果。有长期非类固醇消炎药服药史的患者应注意胃肠道不良反应，如有严重的消化道出血、溃疡等不良反应时，须更换选择性非类固醇消炎药（如塞来昔布等），视情况可停用非类固醇消炎药。有长期或近期激素及免疫抑制剂服用史的患者，应注意免疫功能，检测相关指标。除此之外，目前多数学者认为，术前服用阿司匹林不应是关节置换手术的禁忌证，但服用其他抗凝药如氯吡格雷、华法林等应至少停用 1 个周，并检测凝血功能后再行决定是否行髋关节置换手术。

由于长期脊柱或髋关节的受累，强直性脊柱炎患者往往丧失劳动能力，经济条件较差，而髋关节置换手术花费较高。因此，患者拟行髋关节置换前，应详细询问当地医保政策，办理相关手续，以最大程度减轻手术相关的经济负担。同时，患者行髋关节置换术前应接受充分的心理疏导，缓解紧张情绪。这需要患者、患者家属以及外科医师的共同努力，给予患者手术治疗的信心。

由于强直性脊柱炎患者生活能力普遍较低，手术前后需至少一位家属陪同并帮助患者完成相关术前准备。患者入院后,应配合医护人员详细描述病史、完善检查。此外,还须准备术后所需物品,如医用胸腹带、弹力袜、尿垫、尿壶、便盆、助步器等。应保持规律的饮食、睡眠,避免着凉,手术前一晚洗澡,并保证足够的休息。

强直性脊柱炎髋关节病变常用的手术技术

目前常用的手术有髋关节表面置换术、全髋关节置换术。发生髋关节骨性强直的强直性脊柱炎患者,病变多处于中晚期,常伴有脊柱、骨盆畸形,严重的骨质疏松、肌肉萎缩、软组织挛缩,目前尚无有效的药物治疗方法。大量临床研究证明全髋关节置换术是目前改善强直性脊柱炎关节功能的有效方法,它能够很好地解除关节疼痛、提高关节活动度、最大限度地重建关节功能。对于年轻的、髋关节功能尚可的患者,可以考虑表面置换术,相对创伤较小、手术时间较短,并且保留股骨颈,有利于将来进一步治疗。具体术式须医师根据患者情况决定。

强直性脊柱炎髋关节术后饮食的注意事项

　　随着快速康复理念在骨科的普及，为了提高患者围手术期的舒适感与满意度，对患者饮食管理的理念也逐步更新。目前对于髋关节置换比较推荐的饮食管理方案为：①麻醉前 6 h 禁食蛋白质类流质（牛奶、肉汤）；麻醉前 4 h 禁食碳水化合物（稀饭、馒头），麻醉前 2 h 禁水；②采用全身麻醉者，清醒后先进水再进食；③采用细针腰麻或硬膜外麻醉者，返病房后可进饮和进食；④尽量控制输液。术后应鼓励患者多吃高蛋白、高热量、高维生素、易消化的食物；多饮水，多食含纤维素食物，以预防便秘、泌尿系结石及感染的发生。

 强直性脊柱炎髋关节术后应做哪些锻炼和康复

　　早期、有效的下肢肌力及活动度锻炼是全髋关节置换术后功能恢复的关键。一般，对于普通疾病的全髋关节置换手术，如无特殊情况（术中发生假体周围骨折、术后贫血等）均可鼓励患者在术后 1～2 d 内下床活动。但是强直性脊柱炎患者肌肉萎缩明显，并伴有骨质疏松，因此，在训练中不可操之过急，要注意幅度、强度和整体协调性，防止强硬牵拉，避免引起患者的疼痛和骨折，以免影响手术治疗和术后康复。

　　术后 1～3 d 的功能锻炼以肌肉收缩和远端关节运动为主。股四头肌锻炼:仰卧位,伸直下肢,外展15°～30°中立位,收缩大腿肌肉尽量将膝关节下压,每次维持5～10 s,10 min 内做10次,直到感到疲劳为止。踝关节屈伸、旋转运动:每一动作保持5～10 s,5～10 min为1个疗程,可术后马上做,直到完全恢复。臀肌锻炼:两侧臀部肌肉收缩,使髋部稍上升,逐渐维持至5 s,再放松,每天3次或4次,每次10下。

术后4～7 d的功能锻炼主要目的是加强肌肉等张收缩和关节活动。直腿抬高锻炼:仰卧位,背靠枕头,屈曲健侧下肢,患侧下肢伸直并保持肌肉绷紧,慢慢抬高20～30 cm,足跟离床20～30 cm,维持5 s,逐渐增至10 s,慢放至床上,在保持肌肉紧张2 s后放松。抬臀运动锻炼:仰卧位,双手支撑身体,抬高臀部10 cm,维持5～10 s,以不疲劳为宜。关节活动锻炼:患者主动关节活动可保持仰卧位,15°～30°外展中立位,患侧足跟紧贴床面,逐步由远端至近端滑动,促使髋关节屈曲。注意髋关节置换术后主动或被动屈髋幅度不要超过90°,以防止术后早期后脱位的发生。需要指出的是,多数术前伴有髋关节屈曲挛缩畸形的患者,尽管术中进行了广泛的松解,术后患侧髋关节仍会残留一定程度的髋关节屈曲挛缩畸形,且随着时间的延长,其纠正难度越来越大。因此,对于术后残留屈曲挛缩较为严重的患者(>30°),建议于术后第一天起在患者忍受范围内进行患侧下肢主动或被动伸直训练,可在患肢膝关节上方置一个合适重量的沙袋以促使髋关节伸直。

患者下床时间并无具体时间限制,应根据患者早期康复锻炼情况决定下床锻炼时间。如患者术后1～3 d内下肢肌肉力量恢复较为理想,可在术后4～7d锻炼髋关节活动度的同时,使患肢在不负重或部分负重的情况下借助步行器开始站立和行走;具体方法包括:①平衡能力训练:因强直性脊柱炎患者身体的平衡性和肢体的协调性比一般患者差,在行走前让患者在床尾或用两手扶步行器站立,两腿分开与肩同宽,护士在患者身后左右摇晃其腰部,以了解患者的平衡能力,然后借助步行器行走;②下肢本体感觉和步态训练:为了患者的安全,建议使用步行器。行走时,健肢在前先行,患肢跟上,再移动步行器向前。此阶段一般全髋关节置换术患者步态的改善可延续至术后2年,而强直性脊柱炎患者的步态改善时间会更长。

术后15 d至3个月的重点是加强患肢的负重能力,改善步态和日常生活的自理能力,延长髋关节的使用寿命。注意仍需进一步加强患肢负重能力训练,负重力量逐渐递增,从开始的20～30 kg(不超过自身体重的50%)直到可以完全负重。术后第一个月使用助行器或双拐,第二个月使用单拐,第三个月可弃拐或用手杖行走。此阶段许多患者术侧膝关节在站立位时始终处于伸直状态,随着步态的熟练和步伐的加快,术侧膝关节的活动多能自然过渡到正常,但步态的改善程度多取决于强直性脊柱炎患者受累关节的多少及严重程度。上下楼梯借助拐杖行走时,注意上楼梯时健肢先上,拐杖和患肢留在原阶;下楼梯时,患肢和拐杖先下,健肢跟下,但不宜登高。患者家属应指导患者独立完成日常生活必需动作:包括穿脱衣裤、鞋袜,上下床等,增强患者日常生活的自理能力。

其他注意事项:①平时保持正确的姿势,避免长期弯腰活动,尽量减少脊柱的负重和损伤,站立时,应尽可能挺胸、收腹和双眼平视。夜间休息以平卧为主。也可趴睡,睡硬板床。尽量减少侧身弓腰睡觉;②加强营养,多进食含蛋白质、维生素C、钙、铁丰富和高热量的食物,增加自身抵抗力,及时医治全身的隐匿性病灶,防止骨质疏松和髋关节的远期感染;③出院后,仍应坚持训练,与医师保持联系,定期检查髋关节的功能及强直性脊柱炎的病情进展情况,及时调整训练方案。

 强直性脊柱炎髋关节术后应如何治疗强直性脊柱炎本身的疾病

髋关节置换手术并非强直性脊柱炎的病因治疗,术后应在内科医师的协助下尽快恢复强直性脊柱炎药物治疗,避免疾病的进一步进展。使用生物制剂应在医师指导下进行,因为生物制剂会增加感染风险,需关节外科医师和风湿科医师共同评估术前何时停用、术后何时恢复、监测哪些指标、使用多长时间等问题。

 强直性脊柱炎髋关节术后可能有哪些并发症

强直性脊柱炎髋关节术后可能出现的并发症有:感染、脱位、假体松动下沉、骨折、下肢深静脉血栓、异位骨化、下肢不等长等。

115　强直性脊柱炎髋关节术后如何预防并发症

1. 深静脉血栓的预防

下肢深静脉血栓是人工全髋关节置换术后常见的严重并发症，可造成下肢血供障碍，引起患肢肿胀、疼痛、静脉曲张等，严重者引起肺栓塞可危及患者生命。术后早期规律的锻炼及预防性用药能有效预防深静脉血栓形成。麻醉清醒后，即鼓励和指导患者进行股四头肌、小腿肌肉的等长收缩练习及踝关节屈伸锻炼，促进静脉回流。于术后第一天起到第三天按标准使用抗凝药物，如阿司匹林、低分子肝素或 Xa 因子抑制剂等，使用过程中，注意监测患者凝血功能。术后给予有压力阶梯的弹力袜，或应用下肢静脉泵使下肢脉冲式受压，增加静脉回流，减少血液淤滞。卧床时，患肢抬高，促进静脉及淋巴回流。注意观察患者皮肤有无红肿、疼痛、触及条索感等，是否有皮肤温度改变、足背动脉搏动减弱等症状。

2. 术后髋关节脱位的预防

术后髋关节脱位是全髋关节置换术严重而常见的并发症之一。强直性脊柱炎患者髋关节周围肌肉萎缩，关节囊松弛，容易引起脱位。髋关节脱位的发生与手术入路、术中假体的放置、体位护理不当、早期功能锻炼不当或不正确翻身有关。术后应注意防止双下肢过度内收或外旋，两腿之间放置一个梯形枕。术后应保持患肢外展中立位，注意观察双下肢是否等长，取物、下床的动作应遵循避免内收屈髋的原则。翻身时，应朝向健侧，为了避免患侧髋关节处于伸直、内收、内旋位，可使用三角枕来维持患肢外展中立体位，帮助患者向健侧翻滚，可在一定程度上限制患肢独立的活动。同时,背部用软枕固定,患者上肢拉住床栏,护士或家属在旁看护,防止身体失去平衡而造成髋关节的突然旋转。注意要避免患侧卧位,预防髋关节脱位。应及早向患者宣教预防的重要性及注意事项,重视术后体位的要求,取得患者配合,加强防范意识。

3. 术后感染的预防

术后深部感染是全髋关节置换术后较为严重的并发症,是造成全髋关节置换术失败的主要原因,其发生率为 0.5%～1.0%。因此,术后应定时测量体温,观察体温变化。患者主诉关节疼痛逐渐加重或体温波动明显时,应怀疑全髋关节置换术术后感染。强直性脊柱炎患者由于长期应用激素或免疫抑制剂等原因,自身抗感染能力差,免疫力低下。为预防术后感染,要保持切口敷料清洁干燥,负压引流通畅,防止引流液倒流。伤口换药时,要严格遵守无菌操作原则。留置导尿期间,保持导尿管通畅及会阴部清洁,做好尿道口的护理,会阴擦洗每日 2 次。鼓励患者多饮水,合理应用抗菌药物。鼓励患者深呼吸、咳嗽、咳痰,做扩胸运动及心肺功能训练,保持床铺平整,定期按摩受压部位,避免术后肺部感染、尿路感染、压疮等并发症的发生。

参考文献

[1] 韩星海,间坚强. 强直性脊柱炎[J]. 中国临床康复,2002,6(1): 22-24.

[2] 吴珊珊,段振华,潘发明. 强直性脊柱炎流行病学研究进展[J]. 安徽 医科大学学报,2013,48(8):988-992.

[3] 马海军,扈凤平. 强直性脊柱炎遗传因素研究进展[J]. 中南大学学 报,2005,30(3):352-355.

[4] 刘毅,蔡醒华. 肠道炎症及细菌感染在强直性脊柱炎发病中的作用 [J]. 中华内科杂志,1995(5):337-338.

[5] 陈百松,尹有宽. 赖特综合征[J]. 新医学,1999,30(9):551-552.

[6] 张建中. 银屑病的流行病学与危险因素[J]. 实用医院临床杂志, 2013,10(1):4-6.

[7] Taylor W, Gladman D, Helliwell P, et al. Classification criteria for psoriatic arthritis: development of new criteria from a large international study[J]. Arthritis Rheum, 2006,54(8):2665-2673.

[8] 付长龙,郑春松,刘献祥. 强直性脊柱炎药物治疗现状与思考[J]. 风 湿病与关节炎,2014,3(10):72-76.

[9] 黄烽,古洁若,赵伟,等. 反应停治疗强直性脊柱炎的临床与实验研究 [J]. 中华风湿病学杂志,2002,6(5):309-315.